U0221692

住院医师规范化培训你问我答
（第二版）

主审　梁廷波

主编　郑　敏　陈韶华

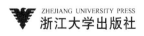

ZHEJIANG UNIVERSITY PRESS
浙江大学出版社
·杭州·

图书在版编目（CIP）数据

住院医师规范化培训你问我答 / 郑敏,陈韶华主编
. --2 版. --杭州：浙江大学出版社,2024.5
ISBN 978-7-308-24958-4

Ⅰ.①住… Ⅱ.①郑… ②陈… Ⅲ.①医师－岗位培
训－问题解答 Ⅳ.①R192.3-44

中国国家版本馆 CIP 数据核字（2024）第 094874 号

住院医师规范化培训你问我答（第二版）
梁廷波　主审
郑　敏　陈韶华　主编

责任编辑	徐素君
责任校对	傅百荣
封面设计	雷建军
出版发行	浙江大学出版社
	（杭州市天目山路 148 号　邮政编码 310007）
	（网址：http://www.zjupress.com）
排　　版	杭州隆盛图文制作有限公司
印　　刷	杭州高腾印务有限公司
开　　本	880mm×1230mm 1/32
印　　张	4.875
字　　数	140 千
版 印 次	2024 年 5 月第 2 版　2024 年 5 月第 1 次印刷
书　　号	ISBN 978-7-308-24958-4
定　　价	35.00 元

本书编委会

主　审　梁廷波

主　编　郑　敏　陈韶华

编　委　（按姓名笔画排序）

王　权　孔　仪　冯雪颖　邢美园　吕　震

吕金萍　朱丽霞　李群英　孙佳恒　杨志颖

杨晓龙　沈卓珺　张　利　张　洁　陈予宁

陈晓炜　陈蓬来　陈韶华　林　毓　郑　敏

俞鸿雁　姜玲玲　姜晓莹　耿　磊　徐　莹

聂聆楠　殷珊娱　蒋天安

秘　书　陈予宁

序

教育是维系国家发展的根本基石,医疗是保障人民福祉的重要支撑,医学教育作为实现国家长远发展和人民幸福生活的关键纽带,一头连接教育兴国战略,一头关乎健康中国建设。

2014 年,浙江大学医学院附属第一医院(简称浙大一院)获批成立国家首批住院医师规范化培训基地,距今已经走过十个春秋,医院始终秉承"求是创新"的精神,致力于医学教育和医疗服务的卓越发展。十年来,我们见证了无数临床医学专业毕业生在这一制度的培养下,成长为具备专业素养和临床能力的合格医师,在各自的领域发光发热。我们深感自豪,不仅仅因为浙大一院是住培制度的践行者,更是因为浙大一院通过住培制度,成为无数优秀医师成长的摇篮。

住院医师规范化培训作为医院人才培养的核心环节,不仅承载着提升医疗服务质量的使命,更是推动医学科学进步和创新的重要力量。住培制度尽管已走上标准化、规范化轨道取得显著成效,但仍面临一些挑战,在我国复杂的医疗环境下,住院医师面对的工作与生活压力与日俱增,住培制度在不同地区、不同医院的实践过程中尚有许多管理与教学问题,值此住院医师规范化培训高质量发展的关键时期,我们组织医院的教学及管理团队撰写《住院医师规范化培训你问我答》(第二版)一书,旨在分享住培教学管理

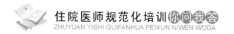

经验,为解决现实问题提供思路。

　　面对未来,我们深知中国的住院医师规范化培训还有很长的路要走。随着医学科技的快速发展和医疗服务需求的日益增长,我们将继续探索和创新,不断优化培训模式,提升培训质量,以造就更多担当大任、全球胜任的拔尖创新医学人才。

　　期待广大读者和同道能够从本书中获得启发,有所收获,与我们一同见证和推动我国住院医师规范化培训事业的繁荣发展。

2024 年 4 月

前 言 ⋯⋯⋯⋯⋯ >>> >

经过长期探索,2013 年底,国家卫生计生委等 7 部门联合印发《关于建立住院医师规范化培训制度的指导意见》(国卫科教发〔2013〕56 号),标志着我国初步建立了住院医师规范化培训(简称住培)制度。国家充分重视住培制度的建设,作为医学教育的重要阶段,住培制度被写入《"健康中国 2030"规划纲要》《中华人民共和国医师法》等国家战略和重要法律中。

在住培制度上升为国家制度的十年里,住培工作取得了显著成效,迈上了新台阶,走向了质量和内涵建设的新阶段。然而,在持续推进住培制度建设的过程中,也产生了一些新问题,面临着新形势,这对住培制度提出了更高的要求。因此,受国家卫生健康委员会科教司的委托,中国医师协会发布了"两个标准"(2022 年版),即《住院医师规范化培训内容与标准(2022 年版)》和《住院医师规范化培训基地标准(2022 年版)》。"两个标准"(2022 年版)从住培工作的几大关键问题着手,在之前标准的基础上进行了修订。

浙江大学医学院附属第一医院始终坚持"严谨求实"的核

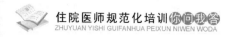

心价值观,七十六载砥砺前行,培养了大量的高质量医学人才。基于住培工作中的新调整、新变化,浙大一院特组织专家团队撰写《住院医师规范化培训你问我答》(第二版)。专家团队成员(均来自浙大一院从事住培教学和管理工作的一线工作人员)结合最新指导思想和实践工作经验,对住培制度的关键问题进行了梳理,以期为住培教学和管理人员的实际工作提供切实帮助。

《住院医师规范化培训你问我答》(第一版)为本书奠定了扎实的基础,在此对第一版的每一位编者表示衷心的感谢!

由于编者知识水平有限,如有疏漏不妥之处,恳请不吝赐教!

作 者

2024 年 5 月

目　录 ·······················>>> >

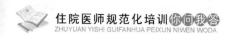

1. 什么是住院医师规范化培训?

　　住院医师规范化培训(简称住培)是毕业后医学教育的重要组成部分。住培是指医学专业毕业生在完成医学院校教育之后,以住院医师的身份在认定的培训基地接受以提高临床能力为主要目标的系统性、规范化的培训。目的是为各级医疗机构培养具有良好的职业道德、扎实的医学理论知识和临床技能,能独立、规范地承担本专业常见多发疾病诊疗工作的临床医师[1]。

　　2013 年 12 月 31 日,国家卫生行政部门会同 6 部委印发了《关于建立住院医师规范化培训制度的指导意见》。至此,住院医师规范化培训作为一项国家制度正式启动,这是我国长期以来探索建立住院医师规范化培训制度由量变到质变的里程碑。2014 年,国家卫生行政部门组织制定了《住院医师规范化培训管理办法(试行)》[2],2022 年更新了《住院医师规范化培训内容与标准(2022 年版)》和《住院医师规范化培训基地标准(2022 年版)》[3]。上述文件对住院医师规范化培训的招收对象、培训模式、培训招收办法、培训基地、培训内容和考核认证等方面做了政策性规定[1],为有效开展住院医师规范化培训提供了指导和方向。

　　我国建立住院医师规范化培训制度已十年,目前所有新进医疗岗位的本科及以上学历的临床医师均需接受住院医师规范化培训[1]。2021 年 8 月 20 日颁布的《中华人民共和国医师法》提到,国家建立健全住院医师规范化培训制度,健全临床带教激励机制,保障住院医师培训期间待遇,严格培训过程管理和结业考核[4]。

● 参考文献

[1]国家卫生计生委,中央编办,国家发展改革委,教育部,财政部,人力资源社会保障部,国家中医药管理局.关于建立住院医师规范化培训制度的指导意见(国卫科教发〔2013〕56 号)[EB/OL].(2013-12-31)[2023-01-27].http://www.gov.cn/gzdt/2014-01/17/content_2569096.htm.

[2]国家卫生计生委.国家卫生计生委关于印发住院医师规范化培训管理办法(试行)的通知(国卫科教发〔2014〕49 号)[EB/OL].(2014-08-22)[2023-01-27].http://www.gov.cn/gongbao/content/2015/content_2806023.htm.

[3]中国医师协会.中国医师协会关于印发住培内容与标准、基地标准(2022 年版)的通知(医协函〔2022〕557 号)[EB/OL].(2022-09-26)[2023-01-30].https://wsjkw.qinghai.gov.cn/ywgl/kewc/tzgg/2022/09/26/1664164328688.html.

[4]全国人民代表大会.中华人民共和国医师法(2021 年 8 月 20 日第十三届全国人民代表大会常务委员会第三十次会议通过)[EB/OL].(2021-08-20)[2023-01-30].http://www.npc.gov.cn/npc/c30834/202108/d954d9fa0af7458aa862182dc50a0d63.shtml.

(陈韶华　郑敏)

2. 什么是住院医师规范化培训基地?

住院医师规范化培训基地是指承担住院医师规范化培训工作的医疗卫生机构[1-2],依据培训需求和基地标准进行认定,实行动态管理,原则上设在三级甲等医院,并结合当地医疗资源实际情况,将符合条件的其他三级医院和二级甲等医院作为补充,合理规划布局。区域内培训基地可协同协作,共同承担有关培训工作。国家卫生行政部门根据培训需求及各地的培训能力,统筹规划各地培训基地数量。省级卫生行政部门按照国家规划与标准,建设、认定和管理培训基地,并报告国家卫生行政部门予以公布[1]。

培训基地基本职责如下。

(一)组织机构

培训基地应健全住院医师规范化培训工作的协调领导机制,统一推进基地住院医师规范化培训工作。教育管理职能部门作为协调领导机制办公室,负责培训工作的日常管理与监督。承担培训任务的专业科室实行科室主任负责制,健全组织管理机制,履行对培训对象的指导带教和管理职能。

(二)基地条件

培训基地应落实培训对象必要的学习、生活条件和待遇。专业基地应具备满足本专业和相关专业培训要求的师资队伍、诊疗规模、病种病例和床位规模等条件。

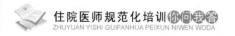
(三)师资队伍

培训基地应选拔职业道德高尚、临床经验丰富、具有指导带教经验和能力的临床医师作为培训师资,其数量应满足培训要求。培训师资应严格按照《住院医师规范化培训内容与标准》开展培训工作,认真负责地指导培训对象。培训基地要将带教工作作为师资绩效考核的重要指标,并给予适当带教补贴。

(四)培训组织

培训基地应制订科学、严谨的具体培训方案,建立严格的管理制度,加强对培训对象的职业素养培育和业务技术指导,强化全过程监管,确保医疗安全和培训质量。

(五)其他

培训基地应依照《中华人民共和国医师法》相关规定,组织符合条件的培训对象参加医师资格考试,协助其办理执业医师注册和变更手续。培训基地接受国家和省级卫生行政部门的动态管理和监督指导。对达不到培训基地认定标准要求或培训质量难以保证的培训基地,国家和省级卫生行政部门有权取消其基地资格。

● **参考文献**

[1]国家卫生计生委办公厅.国家卫生计生委办公厅关于印发住院医师规范化培训基地认定标准(试行)和住院医师规范化培训内容与标准(试行)的通知(国卫办科教发〔2014〕48号)[EB/OL].(2014-08-22)[2023-02-06].

http://www.nhc.gov.cn/qjjys/s3593/201408/946b17f463fa4e5dbcfb4f7c68834c41.shtml.

［2］中国医师协会.中国医师协会关于印发住培内容与标准、基地标准（2022年版）的通知（医协函〔2022〕557号）［EB/OL］.（2022-09-26）［2023-02-06］.https://wsjkw.qinghai.gov.cn/ywgl/kewc/tzgg/2022/09/26/1664164328688.html.

（陈韶华　郑敏）

3. 什么是住院医师规范化培训专业基地？

住院医师规范化培训专业基地是由省级卫生行政部门按照国家制定的《住院医师规范化培训基地认定标准》，在其认可的培训基地内，建设、认定和管理的专业基地。由符合条件的本专业科室牵头，组织协调相关科室制订和落实本专业培训对象的具体培训计划和轮转培训全过程的质量管理，包括医德医风、政策法规、临床实践技能、专业理论知识、人际沟通交流等，重点是提高住院医师的临床诊疗能力。专业基地所在医院的相关科室阙如或疾病种类数量不符合《住院医师规范化培训基地标准》相应要求的，可联合能补足该专业基地条件的二级甲等及以上综合医院、妇幼保健院或其他专科医院等作为协同单位，但协同单位总数不能超过3家，需要协同的专业基地总数不超过3个。充分发挥优质医疗资源的作用，培训基地可探索与国家医学中心、区域医疗中心等高水平公立医院开展联合培训。有条件的培训基地可探索在医联体内开展。培训基地的

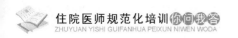
联合单位原则上不超过 3 家。[1-2]

目前,国家共设置培训专业 37 个,包括内科、儿科、急诊科、皮肤科、精神科、神经内科、全科、康复医学科、重症医学科、外科、外科(神经外科方向)、外科(胸心外科方向)、外科(泌尿外科方向)、外科(整形外科方向)、骨科、儿外科、妇产科、眼科、耳鼻咽喉科、麻醉科、临床病理科、检验医学科、放射科、超声医学科、核医学科、放射肿瘤科、医学遗传科、预防医学科、口腔全科、口腔内科、口腔颌面外科、口腔修复科、口腔正畸科、口腔病理科、口腔颌面影像科、中医科、中医全科。其中,全科专业基地包含全科临床培训基地和社区实践基地两部分,临床培训基地设在三级甲等综合医院,而社区实践基地则是在辖区卫生行政部门设置的、在当地具有示范作用的社区卫生服务中心或乡镇卫生院或诊所,设有全科、预防保健科、中医科、康复科、精神疾病管理科(或精防科)、检验科、医学影像科等[2]。

不同省份专业基地的设置可有差异,如浙江省强调宽基础的培养,专业基地设置相对集中,目前共有 24 个,分别是内科、外科、妇产科、儿科、急诊科、神经内科、皮肤科、眼科、耳鼻咽喉科、精神科、小儿外科、骨科、神经外科、放射肿瘤科、康复医学科、麻醉科、放射科、超声医学科、核医学科、医学检验科、临床病理科、口腔全科、重症医学科、全科医学科[3]。

专业基地接受国家和省级卫生行政部门的动态管理和监督指导。对达不到专业基地认定标准要求或培训质量难以保证的专业基地,国家和省级卫生行政部门有权取消其专业基地资格。

● 参考文献 ··

[1]国家卫生计生委办公厅.国家卫生计生委办公厅关于印发住院医师规范化培训基地认定标准(试行)和住院医师规范化培训内容与标准(试行)的通知(国卫办科教发〔2014〕48号)[EB/OL].(2014-08-22)[2024-01-30].http://www.nhfpc.gov.cn/qjys/s3593/201408/946b17f463fa4e5dbcfb4f7c68834c41.shtml.

[2]中国医师协会.中国医师协会关于印发住培内容与标准、基地标准(2022年版)的通知(医协函〔2022〕557号)[EB/OL].(2022-09-26)[2024-01-30].https://wsjkw.qinghai.gov.cn/ywgl/kewc/tzgg/2022/09/26/1664164328688.html.

[3]浙江省卫生健康委员会.浙江省卫生健康委办公室关于开展2023年浙江省住院医师规范化培训报名招收工作的通知(浙卫办科教发函〔2023〕5号)[EB/OL].(2023-07-21)[2024-01-30].https://wsjkw.zj.gov.cn/art/2023/7/24/art_1229560650_2484484.html.

（陈韶华　郑敏）

 ## 4. 住院医师规范化培训基地认定的条件是什么?

（一）基本条件

1.培训基地原则上设在三级甲等医院或符合条件的三级专科医院。

2.培训基地应有3年及以上的临床教学组织实施经验。

3.培训基地近3年来未发生省级及以上卫生健康行政部门通报批评的重大医疗卫生事件。

4.培训基地为综合医院的,应承担全科医生的培训任务,

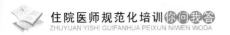

独立设置全科医学科并有效运行。

（二）培训设施设备

1. 培训基地科室设置齐全。科室设置、诊疗能力和专业设备等条件能够满足《住院医师规范化培训基地标准（2022 年版）》各专业基地细则的要求。

2. 培训基地的教学和医疗设备满足培训需要。应有一定数量和规模的示教室、临床技能培训中心及图书馆等教学设施，并优先向住院医师开放。

3. 临床技能培训中心满足培训与教学需要。空间面积和设备设施符合要求；建立完善的组织架构、管理制度；配置专职管理人员；不断加强专业师资队伍建设，开发符合住院医师培训特点的临床技能培训课程，建立科学合理的评价体系。

4. 图书馆馆藏资源丰富。文献种类齐全，有满足培训需要的专业书刊、电子数据库、计算机信息检索平台和网络教学资源等，并定期更新。

（三）培训组织管理

1. 医院党委全面领导住院医师规范化培训工作，建立党委统一领导、党政齐抓共管、部门各负其责的领导体制和工作机制。

2. 培训基地主要负责人作为第一责任人，全面负责本基地住院医师规范化培训工作。培训基地主要负责人和分管院领导在担任 2 年内应接受国家卫生健康委组织或委托举办的住院医师规范化培训管理干部培训，每年至少主持 2 次院内住院医师规范化培训工作会议，及时研究和解决住院医师规范化培训管理中的重要问题。

3. 培训基地应独立设置教育培训职能管理部门,配足配齐住院医师规范化培训专职管理人员,负责培训基地住院医师规范化培训工作的组织管理和实施。

4. 培训基地应建立健全培训管理制度体系。根据国家和省级住院医师规范化培训制度政策,结合基地特点,制定系统的招收制度、轮转管理制度、经费使用管理制度、住院医师管理制度、培训考核制度、师资管理制度、院级督导制度等。培训基地和专业基地应积极落实各项规章制度,力戒形式主义,杜绝弄虚作假,严格实训管理,确保培训质量,提高培训效能。

5. 培训基地应对协同、联合培训单位实行一体化管理。定期组织督导住院医师规范化培训制度的落实情况,并对整体培训质量负责。

6. 培训基地应定期组织师资培训。组织本基地和协同、联合培训单位的指导医师参加院级及以上的师资培训,实现师资全员培训后持证上岗,并不断接受教学能力提升的继续教育;积极组织职能部门管理人员、专业基地教学管理团队参加院级及以上的相关培训[1]。

● 参考文献

[1]中国医师协会.中国医师协会关于印发住培内容与标准、基地标准(2022年版)的通知(医协函〔2022〕557号)[EB/OL].(2022-09-26)[2023-01-30].https://wsjkw.qinghai.gov.cn/ywgl/kewc/tzgg/2022/09/26/16641643 28688.html.

(吕金萍　陈韶华)

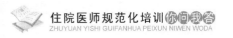

5. 培训基地如何进行培训质量控制?

（一）培训基地应建立以过程考核为主的动态评价机制

过程考核是对住院医师在培训期间临床能力水平与综合素质的动态评价，包括日常考核、出科考核、年度考核和国家统一组织的年度业务水平测试。考核内容应涵盖医德医风、职业素养、考勤管理、理论知识、临床实践能力、培训内容完成情况、参与教学和业务学习情况等。培训基地应对过程考核和结业考核结果进行综合分析，并指导临床教学活动和评价培训质量，建立持续改进机制，不断提高培训质量。

（二）培训基地应建立全方位多维度的评估与反馈机制

培训基地和专业基地每年开展一次自评工作。培训基地建立对专业基地和协同、联合培训单位培训工作的院级督导与反馈机制，确保培训过程管理和培训质量评价有效运行；指导专业基地建立对住院医师的动态评价与反馈机制，及时掌握住院医师的培训效果和指导医师的带教质量；建立与住院医师有效的沟通机制，及时研究解决培训过程中出现的各类问题。

（三）培训基地应加强培训质量关键要素监测与分析应用

充分利用信息化手段，真实记录培训过程；建立日常考核、出科考核、年度考核、年度业务水平测试和结业考核等相关的培训质量动态数据库，监测基地建设与管理的关键要素数据，综合分析和应用，及时发现问题、改进问题，实施精细化管理，持续提升培训质量[1]。

● 参考文献

[1]中国医师协会. 中国医师协会关于印发住培内容与标准、基地标准（2022 年版）的通知（医协函〔2022〕557 号）[EB/OL].（2022-09-26）[2023-01-30]. https://wsjkw. qinghai. gov. cn/ywgl/kewc/tzgg/2022/09/26/1664164328688. html.

（吕金萍　陈韶华）

 6. 培训基地如何为住院医师提供培训支撑和保障？

（一）保障住院医师在培训期间享有正常开展临床工作的权限与资质

根据《中华人民共和国医师法》及《医师执业注册管理办法》等相关文件的要求,组织住院医师参加国家医师资格考试,按照当地有关规定为住院医师办理执业医师注册或变更注册。

（二）保障住院医师培训期间合理待遇

培训基地应制订住院医师薪酬待遇发放标准,并体现在招收简章中;培训基地应按照规定与面向社会招收的住院医师签订劳动合同,保障其合理待遇;培训基地应为住院医师提供工作、学习和生活等基本条件,可为住院医师提供宿舍或住宿补贴。

（三）按需设置教学管理岗位

培训基地在满足职能管理部门不少于 3 名专职人员的基础

上，按照住院医师的 1‰ 比例配备专职人员，在培人员（含全日制临床医学、口腔医学硕士专业学位研究生）500 名以上的视情增配专职人员；专业基地应设置负责人、教学主任、教学秘书等教学管理岗位；每个专业基地应建立教学小组；培训基地应根据教学工作需要，创造条件设置教学门诊、教学病床等。

（四）建立健全教学激励机制

将住院医师规范化培训招收任务完成情况及培训效果作为专业基地考核的重要指标，并纳入医院总体考核评价体系；建立指导医师教学绩效考核机制，与其评优评先及职称晋升挂钩；可建立培训教学与医疗科研等效的评价机制。

（五）培训基地应建立和完善对全科的保障与激励机制

加大对全科的投入，保证全科医、教、研工作持续有效运行。在医院内部分配中，合理核定全科医务人员绩效工资水平；全科医护人员收入应不低于本单位同级别人员收入平均水平；在评优评先、职称晋升、岗位聘用及绩效考核等方面加大倾斜力度，吸引和稳定优秀专业人员从事全科工作[1]。

● 参考文献

[1]中国医师协会. 中国医师协会关于印发住培内容与标准、基地标准（2022 年版）的通知［EB/OL］.（2022-09-26）［2023-01-30］. https://wsjkw. qinghai. gov. cn/ywgl/kewc/tzgg/2022/09/26/16641643 28688. html.

（吕金萍　陈韶华）

7.住院医师规范化培训专业基地认定的条件是什么?

（一）基本条件

1.专业基地的总床位数、年收治病人数、年门（急）诊量,以及配备的专业诊疗设备和教学设施,应满足《住院医师规范化培训基地标准（2022年版）》各专业基地细则的要求。

2.专业基地收治的疾病种类与数量应满足各专业基地细则要求的75％及以上,不足部分可由协同单位补充至完全符合要求,协同单位应符合各专业基地细则的要求。

3.专业基地的培训容量应符合各专业基地细则的测算要求,设置科学合理的培训容量;同时,结合教学质量、区域培训总量、历年培训数量及考核结果等综合考虑,进行科学动态的调整。

4.专业基地的最小培训容量应符合各专业基地细则的要求。在培住院医师总人数连续3年达不到各专业基地细则规定最低要求的,应调整优化或退出。

（二）师资队伍

1.人员配备

专业基地应配备符合各专业培训要求的教学管理人员和指导医师。专业基地中各类人员的数量和比例应达到各专业基地细则要求。每名指导医师同时带教住院医师（含全日制临床医学、口腔医学硕士专业学位研究生）原则上不超过3名。

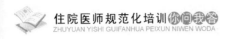

2.指导医师

(1)基本条件:经培训基地遴选、具有主治医师及以上专业技术职务并取得住院医师指导资格的临床医师。部分专业需要技师完成指导任务的,指导技师须经培训基地遴选、具有中级技术职务3年以上并取得住院医师指导资格。

(2)基本要求:热爱教学工作,具有丰富的临床经验、严谨的治学态度及规范的医疗行为,具有良好的职业素养、人际沟通和团队合作能力;熟悉住院医师规范化培训政策、制度和标准;具备扎实的专业理论基础和较强的教学能力;掌握住院医师规范化培训内容与标准要求。

(3)主要职责:负责落实培训计划;帮助住院医师在规定时间内完成规定的培训内容;指导住院医师及时、翔实、准确地填写《住院医师规范化培训登记手册》;及时纠正住院医师临床工作和学习中的不规范行为;帮助住院医师解决培训过程中的困难等。

3.教学管理人员

专业基地教学管理人员包括专业基地负责人、教学主任和教学秘书等。专业基地负责人和教学主任除应具备指导医师基本条件外,还应具有相应的组织管理和教学研究能力;专业基地负责人和教学主任应各司其职,原则上不得兼任。

(1)专业基地负责人是专业基地的第一责任人。负责协调本专业和相关专业的教学资源,加强对教学与培训人员的组织管理,整体把控培训质量,对本专业基地(含协同单位)的培训质量承担主要责任。

（2）教学主任是专业基地的主要管理者和实施者。负责本专业住院医师轮转计划的制订；负责本专业培训的全过程管理；定期检查评价住院医师的培训质量和指导医师的带教质量，不断提升本专业基地（含协同单位）指导医师的教学能力和水平；积极开展住院医师规范化培训的教学研究与改革。

（3）教学秘书是专业基地管理的执行者，可分为专业基地教学秘书、轮转科室教学秘书；协助专业基地负责人、教学主任开展培训与教学工作；执行专业基地负责人、教学主任布置的各项培训工作任务，督促指导医师积极落实带教任务等。

（三）培训活动

培训过程管理应落实专业基地负责人总负责制。由专业基地负责人、教学主任、教学秘书和骨干指导医师共同组成专业基地教学小组，根据本专业的培训目标，按"分年度或分阶段递进"的原则组织本专业各项培训的实施和考核，促进培训质量提升。

1. 培训实施

（1）制订并实施轮转培训方案和计划。专业基地应牵头组织协调相关专业科室，制订本专业轮转培训方案和计划，并落实轮转安排，做好培训期间的教学工作。

（2）加强轮转培训的全过程管理与评价。专业基地应严格按照本专业培训细则要求做好轮转培训的全过程管理，包括住院医师的入科教育、临床实践带教、教学活动安排、日常考核、出科考核等，适时安排各类教学活动的实施效果评价，并配合

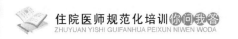

做好其他专业住院医师的指导带教管理工作。

（3）开展内容丰富、形式多样的教学活动。鼓励开展以住院医师为主的教学与临床医疗工作相融合的培训活动；组织疑难病例和死亡病例讨论、临床会诊、医疗差错防范等医疗活动；规范开展门诊教学、教学查房、教学病例讨论、临床小讲课等教学活动，倡导开展晨间报告、预查房等有利于临床实践的教学。

2.培训考核

（1）专业基地应牵头相关轮转科室制订过程考核的方案和计划，及时规范地组织日常考核和出科考核，轮转科室应认真组织与实施。出科考核应在住院医师出科前完成，出科考核结论由专业基地教学小组统一审核，并由教学小组组长签字。

（2）鼓励在住院医师培训过程中开展形成性评价，及时反馈，促进其临床能力持续改进和提高。

（3）专业基地应定期评价指导医师带教工作，包括培训活动内容、频次、方式和效果，及时分析评价结果，提出改进建议[1]。

● 参考文献 ···

[1]中国医师协会.中国医师协会关于印发住培内容与标准、基地标准（2022年版）的通知[EB/OL].（2022-09-26）[2023-01-30].https://wsjkw.qinghai.gov.cn/ywgl/kewc/tzgg/2022/09/26/16641643 28688.html.

（吕金萍　陈韶华）

8.住院医师规范化培训的组织管理框架是什么?

住院医师规范化培训的组织管理,从卫生行政部门到培训基地,国家顶层设计的架构清晰、职责明确。具体如下。

(一)卫生行政部门

卫生行政部门对住院医师规范化培训实行全行业管理、分级负责,充分发挥相关行业协会、专业学会和有关单位的优势和作用[1]。

1.国家卫生行政部门负责全国住院医师规范化培训的统筹管理,健全协调机制,制定培训政策,编制培训规划,指导监督各地培训工作。国家卫生行政部门根据需要组建专家委员会或指定有关行业组织、单位负责全国住院医师规范化培训的具体业务技术建设和日常管理工作,其职责是:

(1)研究提出培训专业设置建议;

(2)研究提出培训内容与标准、培训基地认定标准和管理办法的方案建议;

(3)对培训基地和专业基地建设、认定和管理工作进行检查指导;

(4)建立与住院医师规范化培训招收匹配的机制,对培训招收工作进行区域间统筹协调;

(5)对培训实施情况进行指导监督,对培训效果进行评价;

(6)制定考核标准和要求,检查指导考核工作;

(7)承担国家卫生行政部门委托的其他相关工作。

2.省级卫生行政部门负责本省住院医师规范化培训的组织实施和管理监督。按照国家政策规定,制订本省实施方案和措施,编制落实培训规划和年度培训计划;按照国家规划与标准,建设、认定和管理培训基地、专业基地,并报告国家卫生行政部门予以公布;根据需要组建专家委员会或指定有关行业组织、单位负责本地住院医师规范化培训的具体业务技术建设和日常管理工作。

3.省级以下卫生行政部门根据各自职责,配合做好当地住院医师规范化培训的相关工作。

(二)培训基地及专业基地

1.培训基地是承担住院医师规范化培训的医疗卫生机构,由符合条件的专业基地组成。培训基地接受上级卫生行政部门监督指导,具体做好培训招收、实施和考核及培训对象的管理工作。

2.专业基地由本专业科室牵头,会同相关科室制订和落实本专业培训对象的具体培训计划,实施轮转培训,并对培训全过程进行严格质量管理[1]。

(三)培训组织管理

1.培训基地党委全面领导住院医师规范化培训工作,建立党委统一领导、党政齐抓共管、部门各负其责的领导体制和工作机制。

2.培训基地主要负责人作为第一责任人,全面负责本基地住院医师规范化培训工作。培训基地独立设置教育培训职能管理部门,配足配齐住院医师规范化培训专职管理人员,负责培训基地住院医师规范化培训工作的组织管理和实施。

3.专业基地应配备符合各专业培训要求的教学管理人员和指导医师。专业基地教学管理人员包括专业基地负责人、教学主任和教学秘书等。专业基地负责人是专业基地的第一责任人;教学主任是专业基地的主要管理者和实施者;教学秘书是专业基地管理的执行者,可分为专业基地教学秘书、轮转科室教学秘书[2]。

● 参考文献

[1]国家卫生计生委.国家卫生计生委关于印发住院医师规范化培训管理办法(试行)的通知(国卫科教发〔2014〕49号)[EB/OL].(2014-08-22)[2023-03-02].http://www.nhc.gov.cn/qjjys/s3593/201408/6281beb3830c42c4a0d2319a2668050e.shtml.

[2]中国医师协会.中国医师协会关于印发住培内容与标准、基地标准(2022年版)的通知(医协函〔2022〕557号)[EB/OL].(2022-09-26)[2023-02-20].https://wsjkw.qinghai.gov.cn/ywgl/kewc/tzgg/2022/09/26/166416432 8688.html.

(姜晓莹　陈韶华)

 9.住院医师规范化培训的对象有哪几类?

根据国家《住院医师规范化培训管理办法(试行)》的文件规定,住院医师规范化培训是毕业后医学教育的重要组成部分,目的是为各级医疗机构培养具有良好的职业道德、扎实的

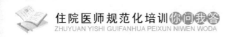
医学理论知识和临床技能，能独立、规范地承担本专业常见多发疾病诊疗工作的临床医师。

（一）培训对象分为三类[1]

1.拟从事临床医疗工作的高等院校医学类相应专业（指临床医学类、口腔医学类、中医学类和中西医结合类，下同）本科及以上学历毕业生。

2.已从事临床医疗工作并获得执业医师资格，需要接受培训的人员。

3.其他需要接受培训的人员。

（二）按照培训对象的身份不同，可分为单位委派人员、面向社会招收人员和研究生三类[2]

1.单位委派的培训对象：即在培训期间有原工作单位，他们已与用人单位确立了人事（劳动）、工资关系，由原单位派出参加住院医师规范化培训[3]。培训期间原人事（劳动）、工资关系不变，委派单位、培训基地和培训对象三方签订委托培训协议，明确三方在培训期间的权利和义务。如果培训基地在原单位，学员通过参加招收考试，可以在本单位进行培训，也可以在外单位进行培训[4]。目前，我国大部分省份实行单位委派的住院医师培训管理模式。

2.面向社会招收的培训对象：即在培训期间没有工作单位，是面向社会招收的医疗行业内人员，未与单位确立人事（劳动）、工资关系。他们与培训基地签订培训协议，其培训期间的生活补助由培训基地负责发放，标准参照培训基地同等条件住院医师工资水平确定，财政给予适当补助。学员取得执业医师资格后，在培训基地进行执医注册，直至培训结束。我国已有众多省市在招收"单位人"的基础上，同时开展"行业内社会人"的招收，但招收比例各不相同。国家鼓励有条件的省市可以全面实行"行业内社会人"招收培养。上海市率先探索并建立了统一标准、统一准入和统一考核的住院医师规范化培训制度。本科医学生毕业后人事档案统一保存在上海人才交流中心，以"社会人"身份报名参加培训，地方政府充分发挥培训基地和行业人才中介机构的作用，实行一体化人事管理模式[5]。学员与培训医院签订《上海市住院医师规范化培训暨劳动合同》，认可学员身份，保障学员的利益。四川大学华西医院在医院层面成立毕业后医学教育部，学员录取后按毕业生就业流程填写《高等学校毕业生就业协议》，同时签署住院医师培训合同，确定培训期间住院医师与医院的关系，明确双方义务[6]。

3.具有研究生身份的培训对象：执行国家研究生教育有关规定，培训基地可根据培训考核情况向其发放适当生活补贴。《国务院办公厅关于深化医教协同进一步推进医学教育改革与发展的意见》指出：促进硕士专业学位研究生教育与住院医师规范化培训有机衔接[7]。目前我国已经全面实行临床医学类硕士专业学位研究生教育与住院医师规范化培训四证合一的并轨培养（四证包括硕士毕业证书、硕士学位证书、医师资格证书和国家住院医师规范化培训合格证书）。

● 参考文献

[1]国家卫生计生委.国家卫生计生委关于印发住院医师规范化培训管理办法（试行）的通知（国卫科教发〔2014〕49 号）[EB/OL].（2014-08-22）[2023-03-02]. http://www.nhc.gov.cn/qjjys/s3593/201408/6281beb3830c42c

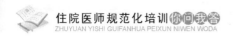

4a0d2319a2668050e. shtml.

［2］国家卫生计生委，中央编办，国家发展改革委，教育部，财政部，人力资源社会保障部，国家中医药管理局. 关于建立住院医师规范化培训制度的指导意见(国卫科教发〔2013〕56 号)[EB/OL]. (2014-01-17)[2023-03-02]. http://www. gov. cn/gzdt/2014-01/17/content_2569096. htm.

［3］陈学庆，杨蓓，王瑞涛，等. 住院医师规范化培训中"单位人"与"行业内社会人"的特点及管理对策研究[J]. 中华医学教育探索杂志，2018，17(8)：849-852.

［4］王兴林，杨蓓，王瑞涛. 天津某医院住院医师规范化培训管理探索与实践[J]. 继续医学教育，2017，31(3)：3-4.

［5］薛磊，潘碧波，常银涛，等. "社会人"模式住院医师规范化培训经验与思考[J]. 中华医学教育探索杂志，2017，16(4)：404-407.

［6］刘战培. 住院医师规范化培训的改革与实践[J]. 中华医学教育杂志，2007，27(2)：112-113.

［7］中华人民共和国中央人民政府. 国务院办公厅关于深化医教协同进一步推进医学教育改革与发展的意见[EB/OL]. (2017-07-03)[2023-02-21]. http://www. gov. cn/zhengce/content/2017-07/11/content_5209661. htm.

（姜晓莹　陈韶华）

 10. 住院医师规范化培训的培训年限有什么要求？

《国家住院医师规范化培训内容与标准(2022 年版)》中关于培训年限有明确要求。住院医师规范化培训年限一般为3 年（即 36 个月），全日制临床医学、口腔医学硕士专业学位研究生按照住院医师规范化培训有关要求进行临床实践能力培养的，其临床实践能力训练实际时间应不少于 33 个月[1]。

关于培训时间减免。《住院医师规范化培训管理办法（试行）》规定，已具有医学类相应专业学位研究生学历的人员和已从事临床医疗工作的医师参加培训，由培训基地根据其临床经历和诊疗能力确定接受培训的具体时间及内容。基于这一规定，部分省份对具体如何减免给出了更加细化的指导。如在《浙江省住院医师规范化培训管理实施细则（试行）》中，就根据学历学位背景的不同，对已毕业研究生的培训时间进行了规定。此外，在实际工作中，对于有从事过临床医疗工作医师参加培训的情况，培训基地通常会将从事临床医疗工作所在的具体科室与拟培训专业的轮转计划涉及科室进行比对，如比对后有 1 年以上轮转科室已有从事临床医疗工作经历（包括在其他培训基地进行住院医师规范化培训轮转经历）的，即可根据实际情况将培训年限减免至 2 年。如比对后有 2 年以上相关经历的，一般最多减免至 1 年。需要注意的是，此类住院医师培训周期较短，培训基地须谨慎对待。

关于培训时间的延长。《住院医师规范化培训管理办法（试行）》规定，在规定时间内未按照要求完成培训或考核不合格者，培训时间可顺延，顺延时间一般不超过 3 年，顺延期间费用由个人承担[2]。

关于退出培训。《住院医师规范化培训招收实施办法（试行）》规定，对在培训招收工作中弄虚作假的培训申请人，取消其本次报名、录取资格。对录取后无故不报到或报到后无故自行退出等情节严重者，3 年内不得报名参加住院医师规范化培

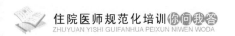

训[3]。培训过程中如出现其他需要退出培训的情况,具体由培训基地根据实际情况进行确认。

●参考文献

[1]中国医师协会.中国医师协会关于印发住培内容与标准、基地标准(2022年版)的通知[EB/OL].(2022-08-05)[2023-02-20].https://www.ccgme-cmda.cn/news/15117/article.

[2]中国医师协会.住院医师规范化培训管理办法(试行)[EB/OL].(2015-07-22)[2023-02-21].https://www.ccgme-cmda.cn/news/21/1/article.

[3]中国医师协会.住院医师规范化培训招收实施办法(试行)[EB/OL].(2015-09-14)[2023-02-21].https://www.ccgme-cmda.cn/news/19/1/article.

(陈予宁　陈韶华)

11. 住院医师规范化培训的培训模式是什么?

住院医师规范化培训是深化医改和医学教育改革的重大举措[1]。《中华人民共和国基本医疗卫生与健康促进法》中提到,完善医学院校教育、毕业后教育和继续教育体系,建立健全住院医师、专科医师规范化培训制度[2]。《中华人民共和国医师法》指出,国家建立健全住院医师规范化培训制度,健全临床带教激励机制,保障住院医师培训期间待遇,严格培训过程管理和结业考核[3]。可见,住院医师规范化培训制度在我国医疗卫生事业发展中具有重要地位。

《国家卫生计生委等七部门关于建立住院医师规范化培训

制度的指导意见》(国卫科教发〔2013〕56 号)的发布标志着住院医师规范化培训制度在国家层面正式启动,文件指出住院医师规范化培训是指医学专业毕业生在完成医学院校教育之后,以住院医师的身份在认定的培训基地接受以提高临床能力为主的系统性、规范化培训。"5+3"是住院医师规范化培训的主要模式,即完成 5 年医学类专业本科教育的毕业生,在培训基地接受 3 年住院医师规范化培训[4]。《教育部等六部门关于医教协同深化临床医学人才培养改革的意见》(教研〔2014〕2 号)中指出,2015 年起,所有新招收的临床医学硕士专业学位研究生,同时也是参加住院医师规范化培训的住院医师,其临床培养按照国家统一制定的住院医师规范化培训要求进行,并将七年制临床医学专业招生调整为"5+3"一体化临床医学人才培养模式[5]。《国务院办公厅关于深化医教协同进一步推进医学教育改革与发展的意见》(国办发〔2017〕63 号)中提出,到 2020 年的目标包括以"5+3"(5 年临床医学本科教育+3 年住院医师规范化培训或 3 年临床医学硕士专业学位研究生教育)为主体、"3+2"(3 年临床医学专科教育+2 年助理全科医生培训)为补充的临床医学人才培养体系基本建立[6]。

通过这一系列住院医师规范化培训相关制度的出台,住院医师规范化培训模式的顶层设计已非常清晰,并在 10 年的实践探索中不断得以优化和完善。至今,"5+3"的培训模式已成为现阶段临床医学人才培养的主体模式,住院医师规范化培训已经成为医学生走向合格医师的必经之路。

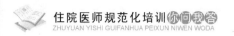

● 参考文献 ⋯⋯⋯⋯⋯⋯⋯⋯⋯⋯⋯⋯⋯⋯⋯⋯⋯⋯⋯⋯⋯⋯⋯⋯⋯⋯⋯⋯

[1]中国医师协会.中国医师协会关于印发住培内容与标准、基地标准（2022 年版）的通知［EB/OL］.（2022-08-05 ）［2023-02-20］. https://www. ccgme-cmda. cn/ news/15117/article.

[2]中华人民共和国中央人民政府.中华人民共和国基本医疗卫生与健康促进法［EB/OL］.（2019-12-29）［2023-02-21］. http://www. gov. cn/xinwen/2019-12/29/content_5464861. htm.

[3]中华人民共和国国防部.中华人民共和国医师法［EB/OL］.（2021-08-20）［2023-02-21］. http://www. mod. gov. cn/regulatory/2021/08/20/content_4892496. htm.

[4]科技教育司.国家卫生计生委等七部门关于建立住院医师规范化培训制度的指导意见［EB/OL］.（2014-01-17）［2023-02-21］. http://www. nhc. gov. cn/qjjys/wslgf/201401/032c8cdf2eb64a369cca4f9b76e8b059. shtml.

[5]中华人民共和国教育部.教育部等六部门关于医教协同深化临床医学人才培养改革的意见［EB/OL］.（2014-07-14）［2023-02-21］. http://www. moe. gov. cn/srcsite/A22/s7065/201407/t20140714_178832. html.

[6]中华人民共和国中央人民政府.国务院办公厅关于深化医教协同进一步推进医学教育改革与发展的意见［EB/OL］.（2017-07-03）［2023-02-21］. http://www. gov. cn/zhengce/content/2017/07/11/content_5209661. htm.

（陈予宁　陈韶华）

12. 什么情况下可以开展协同与联合培训?

《住院医师规范化培训基地标准(2022 年版)》对可以开展协同与联合培训的情况做出了规定。拟申请专业基地的相关科室阙如,或诊疗疾病范围不能充分满足相应专业基地细则条件,但为满足本地需要、确需承担相应培训工作的培训基地,可联合能补足该专业基地条件的二级甲等及以上综合医院、妇幼保健院或其他专科医院等作为协同单位[1]。

开展协同与联合培训的主要目的是提高有限医疗资源的利用效率,在提升住院医师培养质量的过程中最大限度地发挥作用。因此,《住院医师规范化培训基地标准(2022 年版)》也提出,为充分发挥优质医疗资源的作用,培训基地可探索与国家医学中心、区域医疗中心等高水平公立医院开展联合培训,有条件的培训基地可探索在医联体内开展[1]。

● 参考文献

[1]中国医师协会.中国医师协会关于印发住培内容与标准、基地标准(2022 年版)的通知[EB/OL].(2022-08-05)[2023-02-20].https://www.ccgme-cmda.cn/news/15117/article.

(陈予宁　陈韶华)

13. 协同与联合培训有哪些要求?

《住院医师规范化培训基地标准(2022年版)》对协同与联合培训在资质、数量、时间、地点、操作流程、质量控制、师资培训等方面作出了明确规定。

在协同与联合培训的单位资质方面,应为二级甲等及以上综合医院、妇幼保健院或其他专科医院;在数量方面,每个培训基地的协同单位总数不超过3家,需协同的专业基地总数不超过3个,协同、联合单位的培训条件不纳入培训基地的容量测算;在时间方面,协同培训时间原则上累计不超过6个月;在地点方面,协同、联合培训工作不得在异地开展,仅限于与培训基地所在医疗机构注册地在同一地级市(直辖市、计划单列市)的地域;在操作流程方面,拟开展联合培训的基地需制订具体实施方案,向省级卫生行政部门报备开展,协同、联合单位签订相应培训协议,严格按约定的培训专业、培训内容和培训时间进行临床实践训练;在质量控制方面,培训基地应对协同、联合培训单位实行一体化管理,定期组织督导住院医师规范化培训制度的落实情况,并重视全方位多维度反馈机制的建立,确保培训过程管理和培训质量评价有效运行;在师资培训方面,培训基地应定期组织师资培训,组织本基地和协同、联合培训单位的指导医师参加院级及以上的师资培训[1]。

在此基础上,《住院医师规范化培训基地标准(2022年版)》中也有部分专业基地细则中对协同与联合培训作出更加细化的要求。如儿科专业基地的细则中提到,专业基地收治的疾病种类与诊治数量应满足专业基地细则要求的75％以上,不足部分可联合协同单位共同完成培训任务,但协同单位不超过1家,并须按照要求统一管理;精神科专业基地细则中提到,应满足75％以上的病种及例数,不足部分可联合1家协同单位;麻醉科专业基地细则中要求,申报麻醉科专业基地的医院应具有不少于7个细则中要求的临床麻醉亚专业,如部分缺少可联合本地符合亚专业条件的医院作为协同单位,协同单位不超过3家;放射科专业基地细则中要求,放射科专业基地所在医院的相关科室或相关亚专业组阙如,疾病种类或数量不符合相应要求的,在不增加培训容量的前提下,可联合符合相关条件的三级甲等综合医院或专科医院作为协同单位,协同单位不超过2家[1]。

● 参考文献

[1]中国医师协会.中国医师协会关于印发住培内容与标准、基地标准(2022年版)的通知[EB/OL].(2022-08-05)[2023-02-20].https://www.ccgme-cmda.cn/news/15117/article.

（陈予宁　陈韶华）

14. 国家关于临床医学硕士专业学位研究生培养与住院医师规范化培训衔接的政策是什么？

住院医师规范化培训制度的学位衔接指的是住院医师规范化培训与临床医学硕士专业学位（指临床、口腔、中医）研究生教育的有机衔接，统一住院医师规范化培训和临床医学硕士专业学位研究生培养的内容和方式[1]，将住院医师规范化培训与临床医学硕士专业学位研究生培养同时进行，即实现两者并轨培养，标志着我国临床医学教育有了标准、统一的模式。

国家关于临床医学硕士专业学位研究生培养与住院医师规范化培训并轨的相关政策如下。

（一）并轨培养相关政策

并轨培养从 2015 年全面启动，即 2015 年之后，凡是高校统一招收的临床医学硕士专业学位研究生，同时也是参加住院医师规范化培训的住院医师，其培训、考核及结业按照国家统一制订的住院医师规范化培训要求进行[2]。

（二）住院医师规范化培训和临床医学硕士专业学位研究生培养的双向衔接机制

1.住院医师规范化培训衔接临床医学硕士专业学位研究生培养

取得住院医师规范化培训合格证书并达到学位授予标准的临床医师，可以研究生毕业同等学力申请并授予临床医学硕士专业学位[3]。正在培训的临床住院医师或已经培训合格的临床住院医师,可通过向学位授予单位申请,参加学位授予单位规定的学位课程学习并考核合格,参加全国统一的外国语水平和硕士专业学位学科综合水平考试并合格,取得医师资格证书和住院医师规范化培训合格证书,经学位授予单位学位评定委员会批准,可授予硕士专业学位,获硕士专业学位证书[4]。最终可获得硕士学位证书、医师资格证书、住院医师规范化培训合格证书3个证书。

2.临床医学硕士专业学位研究生培养衔接住院医师规范化培训

符合住院医师规范化培训管理要求,按照住院医师规范化培训标准内容进行培训并考核合格的医学硕士专业学位研究生,可取得住院医师规范化培训合格证书[4]。即医学硕士专业学位研究生在3年培训完成后,完成学位授予单位培养方案所规定的各项要求,通过硕士学位论文答辩,国家医师资格考试成绩合格,完成住院医师规范化培训并结业考核合格,最终可获得硕士毕业证书、硕士学位证书、医师资格证书、住院医师规范化培训合格证书4个证书。

(三)并轨培养的分流机制

硕士专业学位研究生在第二学年内未获得医师资格证书,根据学生意愿,可安排其转入学术学位研究生培养渠道。

在规定的学习年限内未通过学位课程考核、住院医师规范化培训考核或学位论文答辩者,经学位授予单位批准,可适当

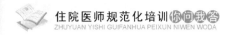

延长学习年限。

对在规定的学习年限内获得医师资格证书、完成学位课程考核,但未获得住院医师规范化培训合格证书者,可对其进行毕业考核和论文答辩,通过后准予毕业。毕业后3年内取得住院医师规范化培训合格证书者,可回原学位授予单位申请硕士专业学位[5]。

● 参考文献

[1]国家卫生计生委,中央编办,国家发展改革委,教育部,财政部,人力资源社会保障部,国家中医药管理局.关于建立住院医师规范化培训制度的指导意见(国卫科教发〔2013〕56号)[EB/OL].(2014-01-17)[2023-02-24].http://www.gov.cn/gzdt/2014-01/17/content_2569096.htm.

[2]教育部办公厅,国家卫生计生委办公厅,国家中医药管理局办公室.教育部办公厅 国家卫生计生委办公厅 国家中医药管理局办公室关于加强医教协同做好临床医学硕士专业学位研究生培养与住院医师规范化培训衔接工作的通知(教研厅〔2016〕1号)[EB/OL].(2016-04-01)[2023-02-24].http://www.moe.gov.cn/srcsite/A22/moe_826/201604/t20160407_237116.html.

[3]教育部,国家卫生计生委,国家中医药管理局,国家发展改革委,财政部,人力资源社会保障部.教育部等六部门关于医教协同深化临床医学人才培养改革的意见(教研〔2014〕2号)[EB/OL].(2014-06-30)[2023-02-24].http://www.moe.gov.cn/srcsite/A22/s7065/201407/t20140714_178832.html.

[4]国务院学位委员会.关于印发《关于授予具有研究生毕业同等学力人员临床医学、口腔医学和中医硕士专业学位的试行办法》的通知(学位〔2015〕10号)[EB/OL].(2015-05-29)[2023-02-24].http://www.moe.gov.cn/

srcsite/A22/yjss_xwgl/xwgl_xwsy/201506/t20150618_190614.html.

[5]国务院学位委员会.关于印发临床医学、口腔医学和中医硕士专业学位研究生指导性培养方案的通知(学位〔2015〕9号)[EB/OL].(2015-05-29)[2023-02-24].http://www.moe.gov.cn/srcsite/A22/moe_826/201506/t20150618_190613.html.

（孔　仪　陈韶华）

 15. 住院医师在规范化培训期间享有哪些基本待遇?

（一）相关规定

住院医师作为培训基地医师队伍的一部分,依照规定享受相关待遇[1]。《住院医师规范化培训基地标准（2022年版）》规定,培训基地应制订住院医师薪酬待遇发放标准,并体现在招收简章中;培训基地应按照规定与面向社会招收的住院医师签订劳动合同,保障合理待遇;培训基地应为住院医师提供工作、学习和生活等基本条件,可为住院医师提供宿舍或住宿补贴[2]。针对不同的培训对象,具体规定如下。

1.单位委派的培训对象,培训期间原人事（劳动）、工资关系不变,委派单位、培训基地和培训对象三方签订委托培训协议,委派单位发放的工资低于培训基地同等条件住院医师工资水平的部分由培训基地负责发放。

2.面向社会招收的培训对象与培训基地签订培训协议,其培训期间的生活补助由培训基地负责发放,标准参照培训基地

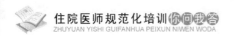
同等条件住院医师工资水平确定。

3.具有研究生身份的培训对象执行国家研究生教育有关规定,培训基地可根据培训考核情况向其发放适当生活补贴。

4.临床医学专科学历毕业生参加2年毕业后培训(3+2),培训期间的有关人员管理和待遇参照上述原则并结合当地实际执行,培训内容及标准等另行制定。

(二)相关财政政策

从中央到地方,一系列相关财政政策陆续出台,以支持住院医师规范化培训工作的顺利开展,进一步保障住院医师的合理待遇。

1.根据《关于下达2014年医改补助资金的通知》(财社〔2014〕217号)规定,中央财政按每个培训基地500万元的标准对住院医师规范化培训基地设备购置予以一次性补助,培训基地按照"填平补齐、适用够用"的原则使用补助资金购置住院医师规范化培训所需模拟教学和医疗教学设备[4]。

2.2014年8月27日,国家卫生行政部门召开电视电话工作会议,提出中央财政将自2014年起对住院医师规范化培训提供专项资金支持,资金补助标准为3万元/(人·年)。补助资金2/3用于补助参培住院医师,1/3用于补助基地和师资。会议指出,除中央财政支持外,各地要积极争取地方财政配套支持。基地不得因有中央财政拨款而降低住院医师原有绩效待遇。

3.根据《公立医院补助资金管理暂行办法》(财社〔2015

256号），用于住院医师规范化培训方面的补助资金主要包括对按规划建设设置的培训基地的设备购置、教学实践活动以及面向社会招收和单位委派培训对象的生活学习等支出的补助[3]。补助资金支付按照国库集中支付制度有关规定执行，专款专用。

4.2016年2月2日，国家卫生行政部门再次召开电视电话会议，要求针对住院医师普遍关心的培训待遇保障问题，各地必须确保中央财政专项补助资金专款专用、及时拨付，同时不断加大地方财政投入，建立健全经常性补助机制。培训基地要加大投入力度，委派单位要履行人事（劳动）工资责任，确保社会化学员生活补助、外单位委培学员收入与培训基地住院医师工资水平基本相同。

不同省市的卫生行政部门根据国家经费保障政策亦出台相应的规章制度。以浙江省为例，2018年《浙江省人民政府办公厅关于深化医教协同进一步推进医学教育改革与发展的实施意见》指出：根据财力、物价变动水平、培养成本等情况适时调整住院医师规范化培训补助标准，探索以培养质量、绩效评价为导向的经费拨款方式，提高资金使用效率[5]。该绩效拨款机制将与培训质量挂钩，对促进培训质量的提高有着重要的作用。2021年《浙江省卫生健康委员会关于下达2021年中央公立医院综合改革补助资金的通知》规定：2021年起，浙江省住院医师规范化培训补助标准从每人每年3万元提高到4万元，其中3万元由中央财政承担，由省财政直接拨付培训基地所在市县；新增的1万元主要用于提高住院医师生活待遇，由省财政按最高补助 80％和二类六档转移支付系数与市县分担,省级承担部分由省财政拨付培训人员派出单位所在市县,市县按规定落实剩余部分资金[6]。

●参考文献

[1]国家卫生计生委,中央编办,国家发展改革委,教育部,财政部,人力资源社会保障部,国家中医药管理局.关于建立住院医师规范化培训制度的指导意见(国卫科教发〔2013〕56 号)[EB/OL].(2014-01-17)[2023-02-24].http://www.gov.cn/gzdt/2014-01/17/content_2569096.htm.

[2]中国医师协会.中国医师协会关于印发住培内容与标准、基地标准(2022 年版)的通知[EB/OL].(2022-08-05)[2023-02-20].https://www.ccgme-cmda.cn/news/15117/article.

[3]财务司.公立医院补助资金管理暂行办法[EB/OL].(2016-02-01)[2023-02-24].http://www.nhc.gov.cn/caiwusi/s7784g/201602/698c8fe7d38d4b4f84d2d15283c084ea.shtml.

[4]国家财政部,卫生行政部门,中医药局.国家卫生计生委办公厅关于加强住院医师规范化培训能力建设项目中央财政补助资金使用的通知[EB/OL].(2015-08-28)[2023-02-20].https://www.ccgme-cmda.cn/news/1457/1/article.

[5]浙江省人民政府办公厅.浙江省人民政府办公厅关于深化医教协同进一步推进医学教育改革与发展的实施意见[EB/OL].(2018-01-10)[2023-02-24].https://www.zj.gov.cn/art/2018/1/10/art_1229017139_56595.html.

[6]浙江省财政厅.浙江省卫生健康委员会关于下达 2021 年中央公立医院综合改革补助资金的通知[EB/OL].(2021-07-02)[2023-02-24].http://www.hangzhou.gov.cn/art/2021/7/2/art_1229506048_59038168.html.

(孔　仪　陈韶华)

16. 如何保障住院医师合理待遇？

（一）政策和制度保障

为严格保障住院医师合理待遇，先后发布《医学教育临床实践管理暂行规定》（卫科教发〔2008〕45号）、《关于建立住院医师规范化培训制度的指导意见》（国卫科教发〔2013〕56号）、《卫生计生委关于印发住院医师规范化培训管理办法（试行）的通知》（国卫科教发〔2014〕49号）、《国家卫生计生委关于住院医师规范化培训期间医师独立执业问题的批复》（国卫医函〔2014〕173号）等文件，为保障住院医师合理待遇提供政策和制度基础。

（二）具体落实

在住院医师规范化培训过程中，培训基地会为住院医师提供相关的保障措施，具体如下。

1. 人事保障

单位委派到培训基地参加培训（含本单位、外单位）的学员，其人事关系在原单位不变。以社会人形式参加培训的住院医师，人事关系挂靠培训基地，且依法参加并享有养老、医疗、失业、生育、工伤、公积金等社会保障，由培训基地参照事业单位在编人员缴金比例和资金来源缴纳企业年金，并享受国家法律法规规定的以及合同约定的相关福利待遇，其工资奖金按照其学历和资历情况，参照所在培训基地同类人员水平发放[1-2]。

2. 经费保障

关于单位委派的、面向社会招收的以及具有研究生身份的培训对象的经费保障措施已在"住院医师在规范化培训期间享有哪些基本待遇"内容中回答。另外,各培训基地及其所在的医疗机构应提供必要的教学设施、工作条件及相应费用,如发放住院医师值班费、餐费补贴、住宿补贴或提供免费住宿,部分医院发放交通补贴或绩效奖金。因个人原因延长培训或重复培训的费用,由培训对象承担。

3. 执业注册

根据《中华人民共和国执业医师法》及有关规定,培训对象可以参加医师资格考试,由所在培训基地协助报名与资格审核。在其未取得执业医师资格以前,按《中华人民共和国执业医师法》规定的试用期医学毕业生进行管理[3]。培训期间取得执业医师资格是培训考核合格的必备条件,同时根据国家的相关规定:"在住院医师规范化培训期间,已经通过医师资格考试并执业注册的执业医师,经过培训基地同意,可以在轮转科室参加培训的业务范围内,独立出具诊断报告,独立书写病历和独立开具处方"[4]。在实际执行中,培训基地都应加强考核,强调在上级医生监督下,住院医师独立行使相应的医疗权限。部分省市规定:除法律法规和政策规定的原因外,培训对象因两次医师资格考试未通过、培训考核不合格需要延长培训期限的,须由本人申请,培训基地同意。延长期内签订培训协议,不再签订"培训暨劳动合同",不再享受工资福利和社会保障待遇,培训所需费用由个人承担。原则上顺延期限不超过3年。单位人培训结束后按照协议办理离开培训基地手续,培训基地不得留用。住院医师的培训年限计入个人档案,其专业技术职称资格评聘与同年资医师同等对待。

4.其他

提供住院医师规范化培训政策相关的咨询和支持服务,如住院医师规范化培训临床医学硕士专业学位研究生培养衔接问题等,已在"国家关于临床医学硕士专业学位研究生培养与住院医师规范化培训衔接的政策是什么"中体现。

● 参考文献

[1]国家卫生计生委,中央编办,国家发展改革委,教育部,财政部,人力资源社会保障部,国家中医药管理局.关于建立住院医师规范化培训制度的指导意见(国卫科教发〔2013〕56号)[EB/OL].(2014-01-17)[2023-02-24]. http://www.gov.cn/gzdt/2014-01/17/content_2569096.htm.

[2]上海市卫生和计划生育委员会,上海市人力资源和社会保障局.关于印发《上海市住院医师规范化培训劳动人事管理办法》的通知(沪卫计人事〔2016〕38号)[EB/OL].(2014-01-22)[2023-02-24].上海市卫生和计划生育委员会,上海市人力资源和社会保障局.关于印发《上海市住院医师规范化培训劳动人事管理办法》的通知(沪卫计人事〔2016〕)[EB/OL].(2016-07-19)[2023-02-24].https://wsjkw.sh.gov.cn/rsgl/20180815/0012-59985.html.

[3]卫生部教育部.关于印发《医学教育临床实践管理暂行规定》的通知(卫科教发〔2008〕45号)[EB/OL].(2008-08-18)[2023-02-24].http://www.nhfpc.gov.cn/zwgk/wtwj/201304/a9eb0f74bacc4177b8d3d75daa70af fd.shtml.

[4]国家卫生计生委.国家卫生计生委关于住院医师规范化培训期间医师独立执业问题的批复(国卫医函〔2014〕173号)[EB/OL].(2014-05-23)[2023-02-24].http://www.nhfpc.gov.cn/yzygj/s3578/201501/59cb6f6d1f774dccae89fb0c853b5b01.shtml.

(孔 仪 陈韶华)

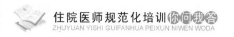

18. 什么是"两个同等对待"？

住院医师规范化培训的"两个同等对待"是指面向社会招收的普通高校应届毕业生培训对象培训合格当年在医疗卫生机构就业的，在招聘、派遣、落户等方面，按当年应届毕业生同等对待；对经住院医师规范化培训合格的本科学历临床医师，在人员招聘、职称晋升、岗位聘用、薪酬待遇等方面，与临床医学、口腔医学中医专业学位硕士研究生同等对待[1]。

为更好落实两个"同等对待"，科技教育司发布《关于贯彻落实住院医师规范化培训"两个同等对待"政策的通知》[2]，并作出以下具体要求。

（一）强化就业指导服务和权益保护

各级卫生健康、公安、人力资源社会保障、中医药主管部门要指导各级医疗卫生机构向经住院医师规范化培训合格的本科学历临床医师与临床医学、口腔医学、中医专业学位硕士研究生提供平等就业机会，在招聘简章中应当明确"面向社会招收的住院医师如为普通高校应届毕业生的，其住院医师规范化培训合格当年在医疗卫生机构就业，按当年应届毕业生同等对待""经住院医师规范化培训合格的本科学历临床医师，按临床医学、口腔医学、中医专业学位硕士研究生同等对待"，并纳入岗位报考具体条件（其中住院医师规范化培训合格证书中的培训专业原则上应当与招聘岗位的专业或类别要求相一致），并将同等对待落实到资格审查、考试考察、聘用、派遣、落户等各个环节。

（二）保障职业发展权益

各级卫生健康、人力资源社会保障、中医药主管部门要指导各级医疗卫生机构在中级及以上专业技术职称申报与评审条件设置、岗位条件设置、岗位等级聘用时，突出人才评价品德、能力、业绩导向，将住院医师规范化培训合格的本科学历临床医师与临床医学、口腔医学、中医专业学位硕士研究生同等对待，并落实到资格审查、考试考核、岗位聘用等各个环节；在确定住院医师薪酬待遇时，对经住院医师规范化培训合格的本科学历临床医师，按照临床医学、口腔医学、中医专业学位硕士研究生对应的标准同等对待。

（三）加强政策宣传引导和责任落实

落实"两个同等对待"，是推动建立适应行业特点的人才培养和人事薪酬制度、破除"唯学历"的重要举措，是健全住院医师规范化培训制度、逐步建立统一规范的毕业后医学教育制度的重要部署，是深化医改、建设健康中国的重要内容。各地卫生健康、公安、人力资源社会保障、中医药主管部门要充分认识做好这项工作的重要意义，积极宣传国家关于落实"两个同等对待"的政策，指导各级医疗卫生机构完善相关办法，抓好各项工作落实，为经住院医师规范化培训合格的本科学历临床医师就业营造良好环境。国家卫生健康委、公安部、人力资源社会保障部、国家中医药局将加强指导评估，将本项工作纳入公立医院高质量发展等相关考核，并列入住院医师规范化培训基地评估的核心指标。对工作落实不到位的，将加大通报力度，并

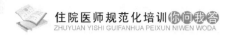
按照有关规定追究相关人员责任。

● 参考文献 ....

[1]国务院办公厅.国务院办公厅关于加快医学教育创新发展的指导意见(国办发〔2020〕34号)[EB/OL].(2020-09-17)[2023-02-24].http://www.moe.gov.cn/jyb_xxgk/moe_1777/moe_1778/202009/t20200923_490164.html.

[2]科技教育司.关于贯彻落实住院医师规范化培训"两个同等对待"政策的通知(国卫办科教发〔2021〕18号)[EB/OL].(2021-09-08)[2023-02-24].http://www.nhc.gov.cn/qjjys/s7949/202109/d0801ca57ee44edc97176a9fc1531dab.shtml.

（孔　仪　陈韶华）

19. 住院医师的岗位胜任力包括哪几方面?

"胜任力"这个概念最早由哈佛大学教授戴维·麦克利兰(David McClelland)于1973年正式提出,是指能将某一工作中有卓越成就者与普通者区分开来的个人的深层次特征,它可以是动机、特质、自我形象、态度或价值观、某领域知识、认知或行为技能等任何可以被可靠测量或计数的并且能显著区分优秀与一般绩效的个体特征。

胜任力的概念出现后,对于胜任力框架的研究一直是比较有意义的话题,并逐渐从工商管理领域引入医学教育领域。胜任力的概念引入住院医师的评价后,具有代表性的是美国毕业后医学教育认证委员会(Accreditation Council for Graduate Medical Education,ACGME)提出的住院医师的六大核心能力：患者照顾、医学知识、基于系统的实践、基于实践的学习和提高、职业素养和沟通能力[1]。其他如加拿大皇家内科及外科医师学会（Royal College of Physicians and Surgeons of Canada，RCPSC）也提出 CanMEDS 胜任力框架（Canadian Medical Education Direction System framework），按照 7 种角色进行胜任力的定义，包括医疗专家、交流者、合作者、领导者、健康促进者、学者及专业人士。[2]

2018 年 9 月，中国精英教学医院联盟（China Consortium of Elite Teaching Hospitals，CCETH）发布了中国住院医师核心胜任力框架共识，鲜明阐述了现阶段住院医师规范化培训的核心要求，具体包括职业素养、知识技能、病人照护、沟通合作、教学能力、终身学习等 6 大核心胜任力及其所包含的 21 项子胜任力。这一共识提供了基于中国国情、以核心胜任力为基础的毕业后医学教育理念，为医学教育模式改革奠定了基础。

● 参考文献

[1]陈韶华，王筝扬. 基于岗位胜任力的美国全科医学住院医师 milestones 评价系统解读与思考[J]. 全科医学临床与教育，2018，16（2）：121-126.

[2]Royal College of Physicians and Surgeons of Canada. CanMEDS：Better standards，better physicians，better care.［EB/OL］.（2015-09-01）［2023-03-09］. https://www.royalcollege.ca/rcsite/canmeds/canmeds-framework-e.

（王　权）

20. 完成住院医师规范化培训需要具备哪些条件?

（一）完成规定的培训时间

住院医师规范化培训年限一般为 3 年（即 36 个月）。全日制临床医学、口腔医学硕士专业学位研究生按照住院医师规范化培训有关要求进行临床实践能力培养的，其临床实践能力训练实际时间应不少于 33 个月。培训时间的减免、延长或退出培训等情况，按照国家相关规定执行[1]。

（二）达到规定的培训要求

住院医师规范化培训的目标是全面落实立德树人的根本任务，培养具有良好职业素养与专业能力，思想、业务、作风三过硬，能独立、规范地承担本专业常见病多发病诊疗工作的临床医师。住院医师规范化培训以提高规范的临床诊疗能力为重点，分专业实施。以住院医师为中心，聚焦六大核心胜任力（职业素养、专业能力、病人管理、沟通合作、教学能力、学习提升），在上级医师的指导下，在临床实践中学习并掌握通识内容（含公共课程）和专业内容（含专业课程）。

住院医师在培训基地完成培训任务。培训主要采取在本专业和相关专业科室轮转的方式进行。住院医师应及时、翔实、准确地记录临床培训过程中实际完成的培训内容，认真如实填写《住院医师规范化培训登记手册》。培训对象需要围绕六大核心胜任力要求，按"分年度或分阶段递进"的原则，进行临床实践、理论学习和教学活动等,在本专业和相关专业科室按照本专业培训细则要求循序渐进完成轮转并达到培训要求[1]。

(三)通过规定的培训考核

住院医师规范化培训考核包括过程考核和结业考核。过程考核主要包括日常考核、出科考核、年度考核和年度业务水平测试,考核内容涉及医德医风、职业素养、出勤情况、理论知识、临床实践能力、培训内容完成情况、参加教学和业务学习等,注重全面系统评价住院医师的核心胜任力。过程考核合格并通过国家医师资格考试的,方可参加住院医师规范化培训结业考核。结业考核包含理论考核和临床实践考核,两者均合格者方可获得国家卫生健康委员会监制的《住院医师规范化培训合格证书》[1]。

● 参考文献 ......

[1]中国医师协会.中国医师协会关于印发住培内容与标准、基地标准(2022年版)的通知[EB/OL].(2022-08-05)[2023-02-20].https://www.ccgme-cmda.cn/news/15117/article.

(吕金萍　陈韶华)

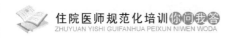
 21. 国家对住院医师规范化培训合格证书的管理有什么要求？

2017 年全国住院医师规范化培训首批本科学历住院医师结业。为做好住院医师规范化培训的结业考核及证书管理工作，国家卫生健康委在《国家卫生计生委办公厅关于做好 2017 年住院医师规范化培训结业考核工作的通知》以及国家卫生健康委科技教育司下发的《关于做好 2018 年度住院医师规范化培训和助理全科医生培训招收与结业考核有关工作的通知》中，逐步明确了全国住院医师规范化培训合格证书的适用范围等焦点问题[1-2]。

根据《关于做好 2018 年度住院医师规范化培训和助理全科医生培训招收与结业考核有关工作的通知》要求，2014 年 6 月 30 日之后入培的住院医师，按照住院医师规范化培训有关要求，在国家公布的住院医师规范化培训基地接受培训并结业考核合格的，由各省级卫生健康委员会将结业考核合格人员信息提交中国医师协会获取证书编号后，由国家卫生健康委员会监制并印发统一制式的《住院医师规范化培训合格证书》，证书在全国范围内有效。

《住院医师规范化培训合格证书》印有证书编号和流水号，证书编号共 16 位，按照"年份代码（4 位）＋省（自治区、直辖市）代码（2 位）＋专业代码（4 位）＋培训基地代码（3 位）＋该培训基地该年度结业人员顺序号（3 位）"的顺序制定。证书需经培训基地院长及专业基地主任签字后下发给通过结业考核的住院医师。住院医师或医疗卫生机构可通过毕业后医学教育网的"西医住培结业信息查询"模块自行查看证书情况。住院医师应当妥善保管住院医师规范化培训合格证书，发生遗失将不予补办。

此外，关于住院医师规范化培训合格证书的相关政策衔接更加紧密。各省（区、市）可将取得住院医师规范化培训合格证书作为申请参加相应专科医师规范化培训的优先条件；在全面启动住院医师规范化培训的省（区、市），作为临床医学专业中级技术岗位聘用的条件之一[2]。本科及以上学历毕业生参加住院医师规范化培训合格并到基层医疗卫生机构（新疆、西藏及四省藏区等艰苦边远地区可放宽到县级医疗卫生机构）工作的，可直接参加中级职称考试，考试通过的直接聘任中级职称，增加基层医疗卫生机构的中高级专业技术岗位比例[3]。

● 参考文献

[1]国家卫生健康委办公厅.关于做好 2018 年度住院医师规范化培训和助理全科医生培训招收与结业考核有关工作的通知（国卫办科教函〔2018〕284 号）[EB/OL].（2018-04-27）[2023-02-21]. http://www.nhc.gov.cn/qjjys/s7949/201805/cac8e6fbb123467c9c1393be0d83acb0.shtml.

[2]国家卫生计生委办公厅.国家卫生计生委办公厅关于印发住院医师规范化培训招收实施办法（试行）和住院医师规范化培训考核实施办法（试行）的通知（国卫科教发〔2015〕49 号）[EB/OL].（2015-09-14）[2023-03-02]. http://www.nhc.gov.cn/qjjys/s3593/201510/e9edb9ed82224b28bc935188f9f1ff38.shtml.

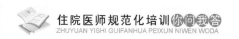
〔3〕国务院办公厅.国务院办公厅关于深化医教协同进一步推进医学教育改革与发展的意见(国办发〔2017〕63号)〔EB/OL〕.(2017-07-03)〔2023-02-21〕.http://www.moe.gov.cn/jyb_xxgk/moe_1777/moe_1778/201707/t20170711_309175.html.

（张　利　陈韶华）

 ## 22.住院医师规范化培训制度针对紧缺专业有何要求？

　　紧缺专业为国家住院医师规范化培训年度招生计划公布的专业科目,包括全科、儿科、精神科、妇产科、麻醉科、急诊科、临床病理科、重症医学科等。国家根据医疗卫生事业发展需要,探索建立培训招收匹配机制,综合考虑岗位需求以及培训能力、保障条件、毕业生供给等因素确定年度招收计划,招收名额向全科等紧缺专业和县级及以下医疗卫生机构倾斜。各省(区、市)可在招收计划剩余名额内对未被录取的申请培训人员进行调剂,优先满足全科等紧缺专业和县级及以下医疗卫生机构需求,确保完成国家下达的招收计划。国家卫生健康委员会发布《关于做好2018年度住院医师规范化培训和助理全科医生培训招收与结业考核有关工作的通知》指出[1],各地要确保落实全科等紧缺专业住院医师规范化培训招收任务,鼓励各地、各培训基地采取多种措施加大紧缺专业招收培养力度,紧缺专业招收可突破国家计划限制;紧缺专业招收任务完成情况纳入培训基地和省级卫生行政部门监管考核,对擅自扩大非紧缺专业招收或超容量招收的培训基地,超出部分中央财政补助资金不予支持,并视情况调减培训基地下一年度招收计划或暂停招收资格。将各培训基地招收计划特别是全科等紧缺专业计划完成情况以及非培训基地学员招收完成情况,作为培训基地动态管理、财政补助、创先争优和下一年度招收名额分配的重要依据。《国务院办公厅关于加快医学教育创新发展的指导意见》(国办发〔2020〕34号)中加大全科等紧缺专业住院医师培训力度,鼓励承担培训任务的公立医疗卫生机构对全科、儿科等紧缺专业培训对象的薪酬待遇予以倾斜,发挥示范引领作用,具体办法由国家卫生健康委会同财政部、人力资源社会保障部等制定[2]。

● 参考文献

[1]国家卫生健康委办公厅.关于做好2018年度住院医师规范化培训和助理全科医生培训招收与结业考核有关工作的通知(国卫办科教函〔2018〕284号)[EB/OL].(2018-05-09)[2023-03-02].http://www.nhc.gov.cn/qjjys/s3593/201510/e9edb9ed82224b28bc935188f9f1ff38.shtml.

[2]国务院办公厅.国务院办公厅关于加快医学教育创新发展的指导意见(国办发〔2020〕34号)[EB/OL].(2020-09-17)[2023-02-24].http://www.moe.gov.cn/jyb_xxgk/moe_1777/moe_1778/202009/t20200923_490164.html.

（徐　莹　冯雪颖　陈韶华）

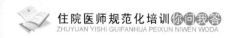

23.目前国家发布了哪些住院医师规范化培训教学活动指南?

在国家卫生健康委科教司指导下,中国医师协会自2021年7月启动住院医师规范化培训系列教学活动指南的编写工作。截至2023年1月5日,发布了18个教学活动指南。其中2021年12月13日,发布了《住院医师规范化培训内容与标准(2021年版)》,首批发布了入院教育、教学查房、教学病例讨论、临床小讲课、临床操作技能床旁教学、住院病历书写指导教学6个指南[1]。2022年7月3日,发布对住院医师规范化培训入专业基地教育、入轮转科室教育、手术操作、临床文献研读会、教学阅片、影像诊断报告书写、门诊教学、晨间报告8个教学活动指南[2]。2023年1月5日发布了对住院医师规范化培训360度评估、操作技能直接观察评估、迷你临床演练评估及SOAP(subjective objective assessment plan)病例汇报评估4个指南[3]。

住院医师规范化培训教学活动指南的发布为指导医师规范开展教学活动提供有效的指导,同时也为各级住院医师规范化培训管理者及督导专家培训、督导教学活动提供依据。

●参考文献

[1]中国医师协会.中国医师协会关于发布《住院医师规范化培训教学活动指南(2021年版)》的通知[EB/OL].(2021-12-13)[2023-03-09].https://www.ccgme-cmda.cnnews13963/1/article.

[2]中国医师协会.中国医师协会关于发布住院医师规范化培训手术操作指导等教学活动指南的通知[EB/OL].（2022-07-03 ）[2023-03-09]. https://www. ccgme-cmda. cnnews14873/1/article.

[3]中国医师协会.中国医师协会关于发布住院医师规范化培训360度评估等指南的通知[EB/OL].（2023-01-05)[2023-03-09]. https://www. ccgme-cmda. cnnews15678/1/article.

（王 权）

24.公立医院绩效考核中有哪些与住院医师规范化培训相关的指标?

为进一步深化公立医院综合改革、加快建立分级诊疗制度和现代医院管理制度,国务院办公厅印发了《关于加强三级公立医院绩效考核工作的意见》(国办发〔2019〕4号),提出了由医疗质量、运营效率、持续发展、满意度评价等4个方面的55项指标构成三级公立医院绩效考核指标体系[1],其中第48、49项指标与住院医师规范化培训相关,具体如下:

(一)第48项指标"医院住院医师首次参加医师资格考试通过率"

该项指标为国家监测指标,并包含三类延伸指标。

1.指标定义:考核年度首次参加医师资格考试并通过的住院医师人数占同期首次参加医师资格考试的住院医师总数的比例。

2.指标说明:

(1)分子为本年度首次参加医师资格考试(含实践技能考

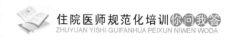
试和医学综合考试)并通过的住院医师数,指考核年度在医院首次报名参加医师资格考试且通过当年医师资格考试的住院医师人数,不含通过加试(军事医学、院前急救、儿科)或单独划定合格分数线通过医师资格考试的人数。

(2)分母为同期首次参加医师资格考试的住院医师总人数,指同期在医院首次报名参加当年医师资格考试的住院医师总人数。

(3)统计的医师资格考试报考类别包含临床执业医师、口腔执业医师、公共卫生执业医师和中医(包含中医、民族医、中西医结合)执业医师,不包含临床执业助理医师、口腔执业助理医师、公共卫生执业助理医师、中医(包括中医、民族医、中西医结合)执业助理医师。

(4)参加医师资格考试考生的基本信息以考生在医师资格考试报名阶段自行填写的信息为依据,所使用原始数据来源于国家医学考试中心医师资格考试考务管理信息系统数据库。中医(包含中医、民族医、中西医结合)执业医师的相关信息来源于国家中医药管理局。医师资格考试报名时不区分考生是否为医院职工或医院规范化培训人员。

考生的报考次数依据报名阶段填写的证件编号统计,与考生报考所在的考区、医疗机构无关。目前医师资格考试医学综合考试"一年两试"仍然是试点,考区申请参加,且试点类别仅临床执业医师、临床执业助理医师、具有规定学历中医执业医师、具有规定学历中医执业助理医师,其他类别均未试点。因此,第二试通过人员(含第一试医学综合考试因缺考及未缴考试费考生参加第二试且通过人员）不纳入本指标分子（即本年度首次参加医师资格考试并通过的住院医师人数）。

（5）延伸指标包括医院住院医师首次参加住院医师规范化培训结业考核通过率、住院医师规范化培训招收完成率〔包括全科、儿科（含儿外科）、精神科、妇产科和麻醉科紧缺专业住院医师规范化培训招收完成率〕、规范设立全科医学科。延伸指标统计时，分子分母均不含在读临床医学硕士专业学位研究生。

3. 数据来源：医师资格考试数据来源于国家医学考试中心、国家中医药管理局中医师资格认证中心。医院住院医师首次参加住院医师规范化培训结业考核通过率相关数据来源于国家卫生健康委人才交流服务中心、中国医师协会；住院医师规范化培训招收完成率、住院医师规范化培训基地（综合医院）全科医学科设置情况需医院填报，省级卫生健康行政部门审核。

4. 指标意义：人才建设是医院可持续发展的不竭动力，是医院的核心竞争力。《国务院办公厅关于深化医教协同进一步推进医学教育改革与发展的意见》（国办发〔2017〕63号）指出要强化医学教育质量评估，推进毕业后医学教育和继续医学教育第三方评估。将人才培养工作纳入公立医院绩效考核以及院长年度和任期目标责任考核的重要内容。将医师和护士资格考试通过率、规范化培训结业考核通过率、专业认证结果等逐步予以公布，并作为高校和医疗卫生机构人才培养质量评价的重要内容。《国务院办公厅关于加快医学教育创新发展的指导意见》(国办发〔2020〕34号)指出,将医师资格和护士执业资格考试通过率作为评价医学人才培养质量的重要内容,对资格考试通过率连续3年低于50%的高校予以减招。推进毕业后医学教育基地认证和继续医学教育学分认证,将住培结业考核通过率、年度业务水平测试结果等作为住培基地质量评估的核心指标,对住培结业理论考核通过率连续2年排名全国后5%位次的专业基地予以减招。《国务院办公厅关于印发"十四五"国民健康规划的通知》(国办〔2022〕11号)强调要强化医教协同,推进以胜任力为导向的教育教学改革,优化医学专业结构。完善毕业后医学教育制度,支持新进医疗岗位的本科及以上学历临床医师均接受住院医师规范化培训。《国家卫生健康委关于印发"十四五"卫生健康人才发展规划的通知》(国卫人发〔2022〕27号)指出要提高培养质量,完善培养开发机制。进一步完善院校教育、毕业后教育、继续教育三阶段有机衔接、标准规范的医学人才培养体系。以行业需求为导向,推动院校医学教育质量提升,促进医学人才在数量规模、专业类别、培养层次、区域分布等方面供需平衡。

5.指标导向:逐步提高[2]。

(二)第49项指标"医院承担培养医学人才的工作成效"

该项指标通过医院在医学人才培养方面的经费投入、临床带教教师和指导医师接受教育教学培训人次数、承担医学教育的人数、发表教学文章的数量四类指标及两类延伸指标反映。

1.指标定义:

(1)医院在医学人才培养方面的经费投入,由考核年度医院在院校医学教学经费、毕业后医学教育经费和继续医学教育经费三项经费之和占医院当年总费用的比例体现。

(2)临床带教教师和指导医师接受教育教学培训人次数,由临床带教教师和指导医师接受省级及以上教育教学培训且取得培训合格证书的人数占临床带教教师和指导医师人数的比例体现。(临床带教教师是指经临床教学基地和相关院校核准,承担临床教学和人才培养任务的执业医师;指导医师是指经相关医疗机构核准,承担试用期医学毕业生指导任务的执业医师;不含护理、药学及其他医学相关类专业人员)

(3)承担医学教育的人数,由考核年度医院院校医学教育专职管理人员数、毕业后医学教育专职管理人员数、继续医学教育专职管理人员数之和与同期医院教育培训学员数的比值体现。

(4)发表教学文章的数量,由考核年度医院发表的教学文章数与同期卫生技术人员总数的比值体现。(教学文章指在医学、教育相关期刊公开发表的与教学相关的文章,不含医学学术类文章)

2.指标说明:

(1)医院在医学人才培养方面的经费投入占比。分子为医院在医学人才培养方面的经费投入,包括医院使用自有资金用于人员经费、差旅费及培训费、会议费、设备费及材料费、教学条件建设费、印刷费、其他商品及服务支出、办公费、交通费、邮电费等。分母为医院当年总费用即费用合计,包括业务活动费

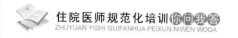

用、单位管理费用、经营费用、资产处置费用、上缴上级费用、对附属单位补助费用、所得税费用及其他费用。

（2）临床带教教师和指导医师接受教育教学培训占比。分子为临床带教教师和指导医师接受省级及以上教育教学培训且取得培训合格证书的人数（指累计人数，统计对象不含离职和退休人员）。教育教学培训要求为师资培训中的教育教学相关内容的培训。分母为临床带教教师和指导医师人数指承担临床教学和人才培养任务的执业医师人数。

（3）医院医学教育专职管理人员数与医院教育培训学员数之比。分子为医学教育专职管理人员数包括在教育处、教学处、继续教育处、研究生管理处、技能中心等岗位上负责医学教育的专职人员数，不包括各临床科室的教学主任、教学秘书等。院校医学教育、毕业后医学教育、继续医学教育专职管理人员如果重复，仅计为1人。分母为医院教育培训学员指考核年度正在医院学习培训的医学专业见习实习生、在培住院医师、在读研究生数之和。

（4）发表教学文章数与卫生技术人员数之比。分子为发表教学文章的数量指医院为第一作者或通讯作者单位公开发表的教学文章数量。分母为同期卫生技术人员总数指考核年度卫生技术人员中的医、药、护、技四类在岗人员人数之和，包含在行政职能科室工作的四类人员。

（5）延伸指标包括省部级及以上教育教学课题数与卫生技术人员数之比、国家级继续医学教育项目数与卫生技术人员数之比。

3.数据来源:医院填报。

4.指标意义:《国务院办公厅关于深化医教协同进一步推进医学教育改革与发展的意见》(国办发〔2017〕63号)明确提出,贯彻党的教育方针和卫生与健康工作方针,始终坚持把医学教育和人才培养摆在卫生与健康事业优先发展的战略地位,将建立健全适合行业特点的医学人才培养制度,完善医学人才使用激励政策,为建设健康中国提供坚实的人才保障机制。建立完善毕业后医学教育制度,健全临床带教激励机制,加强师资队伍建设。推进毕业后医学教育和继续医学教育第三方评估。将人才培养工作纳入公立医院绩效考核以及院长年度和任期目标责任考核的重要内容。《国务院办公厅关于加快医学教育创新发展的指导意见》(国办发〔2020〕34号)指出,按照党中央、国务院决策部署,落实立德树人根本任务,把医学教育摆在关系教育和卫生健康事业优先发展的重要地位,立足基本国情,以服务需求为导向,以新医科建设为抓手,着力创新体制机制,为推进健康中国建设、保障人民健康提供强有力的人才保障。研究建立医学生临床实践保障政策机制,强化临床实习过程管理。夯实高校附属医院医学人才培养主阵地,将人才培养质量纳入临床教学基地绩效考核和卫生专业技术人员医疗卫生职称晋升评价的重要内容。《国家卫生健康委关于印发"十四五"卫生健康人才发展规划的通知》(国卫人发〔2022〕27号)强调要完善毕业后医学教育政策,加大毕业后医学教育的投入和补助,落实住院医师规范化培训制度,加强培训基地和师资队伍建设,严格过程考核和结业考核,强化培训基地动态管理,

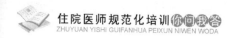
保障培训质量。

5.指标导向:逐步提高[2]。

● 参考文献 ··

[1]国务院办公厅.国务院办公厅关于加强三级公立医院绩效考核工作的意见(国办发〔2019〕4 号)[EB/OL].(2019-01-16)[2023-03-22].http://www.gov.cn/zhengce/content/2019/01/30/content_5362266.htm.

[2]国家卫生健康委办公厅.国家卫生健康委办公厅关于印发国家三级公立医院绩效考核操作手册(2024 版)的通知(国卫办医政函〔2024〕87 号)[EB/OL].(2024-03-15)[2024-04-30].http://www.nhc.gov.cn/yzygj/s3594q/202403/94a97921a9b043e8b8e3315aed9f1627.shtml.

(冯雪颖　陈韶华)

25. 如何有效发挥临床技能培训中心在住院医师规范化培训中的作用?

为了提高住院医师临床实践能力,更好地培养医学人才,各住院医师规范化培训基地都设置了临床技能培训中心,为住院医师提供反复进行临床技能、团队合作等关键能力模拟训练的机会。

临床技能培训中心是以提升医务人员的临床能力为目的,用模拟技术和医学模拟教学方法开展相关培训与考核的教育部门或平台,负责临床技能培训与教学,可提供多学科的基础技能培训、模拟教学师资培训、多学科的高级手术技能培训,开展团队协作下的综合性情景模拟教学,进行全信息化客观结构化临床考试(objective structured clinical examination,OSCE)。

临床技能培训中心的课程设置应满足住院医师教学技能培训和考核需求,体现专业特点和岗位胜任力,体现分层递进的培训理念,教学过程中注重形成性评价。以临床技能和实践能力培养为主线,以模拟实践教学和技能培训教学为主要培训方式,以提高住院医师的综合素质为目标。通过模拟各种临床场景,提供反复进行临床技能训练的机会,并以此为基础开展大量的岗前技能培训、形成性评价和技能考核,不但强化了临床技能,还大大提高了培训效率,节省了临床资源,避免了临床培训时间和师资的浪费。

通过在临床技能培训中心模拟各种临床场景,住院医师可以反复进行临床技能训练,这是对临床实践教学的有益补充。在临床技能培训中心,可以根据需要模拟不同的专业,还原各种医疗环境,如门急诊、病房、抢救室、ICU、手术室等,还可以根据疾病类型的不同模拟人体各种系统的病理生理变化,基本涵盖了临床上最常见的医疗环境和医疗操作,这对住院医师熟悉临床环境至关重要。

● 参考文献

[1]Society for Simulation in Healthcare（SSH）. SSH Accreditation of Healthcare Simulation Programs ［EB/OL］.（2017-10-05）［2023-02-20］. https://www.ssih.org/Credentialing/Accreditation/Ful-accreditation.

[2]中国医师协会. 中国医师协会关于发布《住培基地临床技能培训中心工作指南（2023 年版）》的通知［EB/OL］.（2023-05-17）［2024-02-02］. https://www.ccgme-cmda.cn/news/16470/1/article.

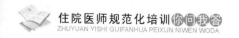
[3]王璐.高校附属医院临床技能培训中心建设现状及对策研究[D].济南:山东大学,2022.

（孙佳恒　陈韶华）

26.如何有效发挥图书馆在住院医师规范化培训中的作用?

在医学高速发展的时代,如何从海量信息中快速获取并有效利用有价值的医学信息,是住院医师应掌握的基本技能之一。与之密切相关的概念即为"信息素养"(information literacy)。该概念最早由美国信息产业协会主席保罗·泽考斯基(Paul Zurkowski)于1974年提出,并随着信息技术发展被赋予不同内涵。目前,国内普遍认为信息素养是一种以批判性思维有效认知、查询、获取、利用、交流和创造信息,并促进学习、研究和创新的综合能力,由信息知识、信息意识、信息能力和信息道德等要素构成,是终身学习的核心素质之一[1-2]。

《住院医师规范化培训内容与标准(2022年版)》中量化了培训过程中不同专业基地的科研要求,并明确提出住院医师需具有自主学习和终身学习的理念,能主动运用各类学术资源,持续追踪医学进展,更新医学知识和理念[3]。信息素养教育在其中扮演着重要角色。培训基地图书馆集文献服务和情报服务为一体,汇集了海量医学信息,是开展住院医师信息素养教育的重要阵地。接下来以浙大一院图书馆为例展开介绍。

（一）提供优质的馆藏资源

当住院医师遇到临床科研问题时,通常会优先查询培训基地图书馆已有的文献资源或电子数据库。图书馆通过开放住院医师借阅权限、开展"以读者为中心"的图书荐购、送还书上门服务,提高馆藏资源可及性。电子阅览室配备计算机终端,优先向住院医师开放电子数据库和网络教学资源,提供包括中国知网、万方医学网、中国生物医学文献服务系统、中华医学期刊全文数据库、人卫电子图书、Uptodate、Cochrane library 在内的知名数据库资源,助力住院医师提升信息意识和信息能力。

（二）提供系统的信息素养教育

研究显示,住院医师普遍存在信息素养基本知识缺乏、获取处理医学信息能力不足、信息道德淡漠等问题[4-5]。培训基地图书馆拥有专业的信息素养团队,可结合住院医师信息素养现状,依据信息素养内涵确定培养目标,针对性地设计系统化的信息素养课程。图书馆围绕信息素养基础知识、数据库应用技巧、医学科研选题及投稿、信息道德失范案例、知识产权和版权知识等内容开设培训讲座,并以小组讨论、竞赛等方式激发住院医师学习内生动力,在信息实践活动中培养敏锐的信息意识,提高自身信息检索利用能力,养成自觉遵守学术规范、信息道德和法规的信息行为习惯。

（三）提供专业的参考咨询服务

知识服务是图书馆的核心能力。图书馆以信息咨询、学科服务、知识服务为核心,开展文献检索、查收查引、情报分析、定题服务、投稿推荐等多形式的参考咨询服务;馆员主动深入科室和科研小组,提供临床专题信息咨询,利用多种即时通讯工具实现信息资源远程服务;通过院内网、图书馆网站、微信公众号等多媒体工具宣传信息知识、推介馆内资源,构建文献检索和学科服务平台,有效实现信息资源和人力资源的最佳利用,为住院医师提供多元化文献信息服务渠道。

(四)提供良好的学习环境

良好的环境对学习能力和学习效率有积极的促进作用。图书馆提供了全方位多层次服务,如 24 小时开放的阅览室、安静温馨的阅读环境、一应俱全的办公设备、丰富的馆藏资源,为住院医师全身心投入临床学习和科研工作提供硬件保障。此外,部分培训基地图书馆还不定期开展以信息素养为主题的读书沙龙、共读一本书、文学欣赏会等趣味活动[6],营造轻松的学习氛围,最大程度提升住院医师的文化素养和信息素养。

● 参考文献

[1]柯平.信息检索与信息素养概论[M].2 版.北京:高等教育出版社,2015:22-23.

[2]教育部高校图工委信息素养教育工作组.关于进一步加强高等学校信息素养教育的指导意见[EB/OL].(2020-03-04)[2023-03-28].https://wenku.baidu.com/view/a7ad78f1d5d8d15abe23482fb4daa58da111 1c71.html.

[3]中国医师协会.住院医师规范化培训内容与标准(2022 年版)(医协函〔2022〕557 号)[EB/OL].(2022-09-26)[2023-03-28].http://wsjkw.qinghai.gov.cn/ywgl/kewc/tzgg/2022/09/26/1664164328688.html.

[4]徐亚维,洪涛,王盛,等.医院图书馆为住院医师规范化培训基地建设提供支撑服务的实践[J].中医药管理杂志,2019,27(2):203-205.

[5]沈祖泓.医院图书馆提升"5＋3"规培生信息素养的探讨[J].中国中医药现代远程教育,2016,14(12):32-34.

[6]谢琦,史嘉兴.医院图书馆提升医务人员信息素养的实践与思考[J].中国继续医学教育,2018,10(8):13-15.

[7]张艳芬,满炽熙.医院图书馆面向规范化培训住院医师的文献服务[J].中国中医药图书情报杂志,2016,40(5):30-33.

(邢美园　陈晓炜)

27. 如何进行住院医师规范化培训的招收管理?

为加强住院医师规范化培训招收管理,规范招收工作,保证培训招收质量,国家制订《住院医师规范化培训招收实施办法(试行)》[1]。该办法适用的培训招收对象包括单位委派的培训人员和面向社会招收的培训人员。

培训招收工作实行分级管理,国家卫生行政部门负责全国培训招收工作的政策制定和监督指导,省级卫生行政部门负责本辖区培训招收工作的组织协调和监督管理,培训基地落实培训招收主体责任,负责本基地培训招收工作的组织实施。

(一)具体职责分工

1.国家卫生行政部门:研究制定全国培训招收工作的有关政策;研究下达全国培训招收年度计划;统筹培训资源,推动各地、各专业均衡发展;指导监督各省(区、市)工作实施。根据需要,国家卫生行政部门可指定有关行业组织、单位协助开展相关具体工作。

2.省级卫生行政部门:贯彻执行国家卫生行政部门培训招收工作的有关规定;制订本省(区、市)年度招收计划;落实省域间工作协同任务;指导监督本省(区、市)培训基地的招收实施工作。根据需要,省级卫生行政部门可指定有关行业组织、单位协助开展相关具体工作。

3.培训基地:落实上级卫生行政部门的有关要求,开展本基地培训招收工作并及时上报工作信息。

(二)具体招收流程

1.公布招收计划:国家根据医疗卫生发展需要,综合考虑岗位需求等因素,确定年度招收计划,省级卫生行政部门于每年9月前向国家卫生行政部门上报下一年度培训招收需求计划。省级卫生行政部门根据国家下达的培训招收计划,向社会公布培训基地情况、各专业招收人数、招收工作流程等相关信息。

2.报名:符合报名条件的人员根据所在地省级卫生行政部门公布的招收计划选报培训基地与培训专业。

3.考核与调剂:培训基地根据所在省级卫生行政部门的规定,自主对培训申请人进行招收考核,重点为非培训基地医疗卫生机构招收培训住院医师。培训基地按时完成培训招收工作,及时向所在地省级卫生行政部门报送拟招收录取信息,各省(区、市)可在招收计划剩余名额内对未被录取的申请培训人员进行调剂,优先满足全科等紧缺专业和县级及以下医疗卫生机构需求,确保完成国家下达的招收计划。

4.公示与录取:培训基地根据培训申请人填报志愿的顺序及招收考核结果,择优确定拟招收名单,并通过省级卫生行政部门规定的网络平台或其他适宜形式对拟招收名单进行公示,公示时间不少于7个工作日。

5.培训报到:新招收培训对象按录取通知要求,在规定时限内到培训基地报到,原则上从9月开始接受培训。

● 参考文献

[1]国家卫生计生委.国家卫生计生委关于印发住院医师规范化培训管理办法(试行)的通知(国卫科教发〔2014〕49号)[EB/OL].(2014-08-22)[2023-03-02].http://www.nhc.gov.cn/qjjys/s3593/201408/6281beb3830c42c4a0d2319a2668050e.shtml.

(姜晓莹　陈韶华)

 ## 28.在住院医师规范化培训招收工作中如何加强宣传工作?

为进一步加大住院医师规范化培训招收工作宣传力度,明确住院医师规范化培训招收工作的各项政策要求,切实保障住院医师规范化培训招收工作统一、科学、规范、有序进行,保证招收质量,培训基地应承担住院医师规范化培训的主体责任,在每年开展住院医师规范化培训招收工作期间开展系列、高质量的招收宣传。

培训基地可通过医院官网、微信公众号、宣传海报、宣传折页、宣传视频以及各类新媒体渠道,发布住院医师规范化培训招收简章或宣传公告。

(一)培训基地

培训基地每年可通过医院官网、微信公众号等途径向社会发布招收简章。招收简章中需明确专业基地招收容量和招收计划、培训期间薪酬待遇(包括工资、社会保障待遇、食宿安排等)、培训质量保障措施(包括教学要求、师资力量、过程管理措施等),并重点突出"两个同等对待"政策[1-2]。

(二)专业基地

专业基地可通过微信公众号、宣传海报、宣传视频等途径发布招生宣传。可从专业基地基本条件、培训管理、师资队伍、培训效果、文化建设等方面,全方位宣传专业基地,从而吸引更多优质生源,提升专业基地影响力。

除了在住院医师规范化培训招收工作启动时,培训基地和专业基地发布招收简章或宣传供稿以外,培训基地对招收过程的整个环节,包括报名、考核、录取、公示、报到等相关事宜也应及时向社会发布信息,保证招收工作各个程序的公开、透明。

●参考文献

[1]卫生健康委员会.浙江省卫生健康委办公室关于开展 2022 年浙江省住院医师规范化培训报名招收工作的通知(浙卫办科教发函〔2022〕7 号)[EB/OL].(2022-06-29)[2023-01-30]. https://wsjkw. zj. gov. cn/art/2022/6/30/art_1229560650_2409908.html.

[2]科技教育司.关于贯彻落实住院医师规范化培训"两个同等对待"政策

的通知（国卫办科教发〔2021〕18 号）[EB/OL]. (2021-09-08)[2023-02-24].
http://www. nhc. gov. cn/qjjys/s7949/202109/d0801ca57ee44edc97176a9fc
1531dab. shtml.

（姜晓莹　　陈韶华）

 ## 29. 如何制订住院医师的轮转计划？

住院医师轮转计划是由各培训基地与专业基地在国家标准的指导与规范下进行制订的，与住院医师规范化培训目标能否实现密切相关，在实际工作中逐步形成了一些关键环节。

（一）制订轮转计划的指导文件

目前，住院医师轮转计划的制订工作主要在《国家住院医师规范化培训内容与标准（2022 版）》这一文件的指导下进行，《国家住院医师规范化培训基地标准（2022 版）》也有涉及。2022 版两个标准修订的主要内容就包括"推行分层递进培训模式"，明确了各专业基地分层或分阶段递进的培训要求以及轮转安排的相应规定。其中，《国家住院医师规范化培训内容与标准（2022 版）》提到"原则上同一基地轮转计划应保持一定的稳定性与持续性"，《国家住院医师规范化培训基地标准（2022版）》提到"教学主任负责本专业住院医师的轮转计划制订"[1]。

（二）制订轮转计划的重要性

住院医师规范化培训以提高规范的临床诊疗能力为重点，分专业实施。主要培训方式就是在本专业和相关专业科室进行轮转，在上级医师的指导下，按"分年度或分阶段递进"的原则,在临床实践中学习。尤其是其中关于专业内容的学习应以临床需求为导向,专业知识和技能的掌握要融会贯通于临床实践培训的全过程。这些培训目标及要求的落实都需要建立在制订科学、合理的轮转计划的基础上。

(三)制订轮转计划的主要环节

在实际工作过程中,轮转计划的制订一般分为如下几个主要环节。一是由专业基地教学主任牵头,根据最新版两个标准中本专业基地的相关要求,结合实际情况完成轮转方案初稿制定,这一阶段不仅需明确不同身份类型、不同培训年制的轮转方案,还需明确机动及可选科室由专业基地制订还是交由住院医师进行自由选择等关键问题;二是由培训基地的教学管理部门主导,对培训基地所有专业基地的轮转方案根据各轮转科室的实际情况进行统筹协调,尤其是麻醉科、放射科、超声医学科等公共平台科室需要统筹协调资源;三是在培训基地范围内对所有住院医师轮转计划进行公示和意见征求,如有专业基地未明确自选科室选择的需由住院医师完成自选科室的选择;四是确定最终版轮转计划,并导入相关信息管理平台,轮转计划一经确认后需严格落实,不得随意调整。

● 参考文献 ⋯⋯⋯⋯⋯⋯⋯⋯⋯⋯⋯⋯⋯⋯⋯⋯⋯⋯⋯⋯⋯⋯

[1]中国医师协会.中国医师协会关于印发住培内容与标准、基地标准(2022年版)的通知[EB/OL].(2022-08-05)[2023-02-20]. https://www.ccgme-cmda.cn/ news/15117/article.

(陈予宁　陈韶华)

30. 如何推行分层递进培养模式?

分层递进培养模式是根据住院医师的能力和需求,按照不同阶段进行分层次、递进式、针对性、渐进式的培养模式。对于住院医师的培养是非常重要的,它可以有效地提高住院医师的核心胜任力,提高临床思维能力和医学水平,同时也可以提高医疗质量和安全。因此,在2022年修订的两个标准中,明确提出要大力推进分层递进培养模式[1]。本文将以内科专业基地为例,从以下四个方面阐述如何推进分层递进培养模式。

(一)分层递进培养目标和计划

分层递进培养计划应该基于住院医师的职业发展需要和培养目标,设置不同阶段的培养内容。根据《住院医师规范化培训内容与标准(2022年版)》中内科培训细则的要求,内科住院医师规范化培训分两个阶段进行,第一阶段为轮转第一年,第二阶段为轮转第二、三年[1]。在第一阶段,住院医师是团队中的"跟跑者",培养目标是帮助其完成从医学生向临床医生的蜕变,夯实基础知识,在指导医师的全程监督指导下进行临床实践,并顺利通过医师资格考试。在第二阶段,住院医师应具备独立且规范从事内科常见病、多发病临床诊疗工作的能力,在团队中成为"奔跑者"。在这个阶段,还应该加强住院医师的团队协作能力、管理能力和教学能力,从而在团队中上升为"领跑者"。

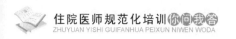

（二）分层递进培养体系设计和课程设置

第一阶段的住院医师应完成内科各亚专业的通识性轮转以及放射科、超声医学科、心电图等辅助科室的轮转,培养其对基础知识和技能的掌握,为后续的学习和工作打好基础。在第二阶段需完成各亚专业第二轮轮转和综合性学科如急诊、ICU等科室轮转,注重专业知识和临床技能的深化,达到纵向领域的提升,同时通过学科交叉促进横向领域的拓展。在课程设置方面,应提供多样化的培训方式和教学方法,鼓励自主学习和探究,并提供个性化的指导和支持。

（三）分层递进考核评估体系

考核评估也是分层递进培养模式不可或缺的一环。对于第一阶段的住院医师,应该注重基础知识的考核和基本操作技能的评估,如病史采集、体格检查、常见病例的处理等。考核的方式多采用笔试、模型操作考试或者标准化病人考核等。对于第二阶段的住院医师,考核重点应该放在临床问题的解决能力和病例分析能力上,如临床病例分析、治疗方案设计等。考核方式多采用笔试、口试、直接面对患者的操作考试等。需要强调的是,考核应该是全方位、多角度的,既要考核住院医师的专业知识和技能,也要考核其职业道德和沟通能力等方面。

（四）持续改进和创新

分层递进培养模式需要不断改进和创新,各培训基地需要根据自身的实际情况设计个性化的培养方案,并在实际运用中不断完善。同时,还应采用新的教学技术和方法,利用现代化科学技术,例如虚拟现实等技术,开发更为生动和具体的临床场景和案例,帮助不同层级的学员更好地理解和掌握临床技能和知识。

● 参考文献 ···

[1]中国医师协会.中国医师协会关于印发住培内容与标准、基地标准(2022年版)的通知[EB/OL].(2022-08-05)[2023-08-23]. https://www.ccgme-cmda.cn/ news/15117/article.

(姜玲玲　聂聆楠　张洁)

 31.专业基地(轮转科室)给住院医师分配医疗组和指导医师时需要考虑哪些因素?

住院医师规范化培训学员进入专业基地(或轮转科室)前,学员的具体分配安排由科室教学负责人牵头、教学小组成员参与、教学秘书落实。该步骤需要遵循并掌握相关的规定和要求,切忌随机分配。为了保证住院医师规范化培训内容以及培训质量达标,分配时需要考虑以下因素:

1.明确住院医师的需求:在分组时要掌握住院医师的专业、培训年限和年资,明确相关专业的培训细则和要求,贯彻执行分层分级的培训理念。在有条件的情况下,同一个医疗组可安排不同年资的住院医师,形成高年资住院医师指导低年资住院医师的梯队,逐步培养住院医师的教学能力。

2.保证师资的带教能力:专业基地及轮转科室应该熟悉各

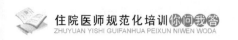
位指导医师的教学水平、特长以及积极性。全科专业的住院医师应尽量分配给进行过全科师资培训的教师带教。每名指导医师指导住院医师不超过 3 名[1]，一般 1～2 名。

3. 避免亚专业细分导致的病种不全：部分轮转科室设有亚专业组，如心内科可能设置心脏综合组、冠脉介入组、心电生理组等，如果将住院医师在心内科的 3 个月轮转都安排在冠脉介入组，显然住院医师不能接触足够多的病种，很难完成培训内容。如有可能，应尽量安排在心脏综合组，或者通过组别轮换或其他方式来帮助住院医师完成培训内容。

4. 不断总结、反思与优化：学员出科时都会对轮转科室进行 360 度评价或反馈，教学秘书应注意收集、总结并反思学员的意见和建议，取长补短，不断优化住院医师入科后的医疗组分配方案，保证每位住院医师均能接触到足够全面的病种，确保实现同质化。

● 参考文献 ……………………………………………………………

[1]中国医师协会.中国医师协会关于印发住培内容与标准、基地标准（2022 年版）的通知[EB/OL].（2022-08-05）[2023-02-20].https://www.ccgme-cmda.cn/news/15117/article.

（徐　莹）

32. 住院医师规范化培训如何执行专业培训细则？

住院医师规范化培训过程的管理应落实专业基地负责人总负责制。由专业基地负责人、教学主任、教学秘书和骨干教师共同组成专业基地教学小组,根据本专业的培训目标按"分年度或分阶段递进"的原则组织本专业各项培训的实施和考核,促进培训质量提升。在培训实施过程中应注意以下几方面[1]:

1.制订科学的轮转培训方案和计划并且严格执行。专业基地应牵头组织协调相关专业科室,制订本专业轮转培训方案和计划,并落实好轮转安排,做好培训期间的教学工作。严格执行轮转计划,在符合国家标准的前提下,根据医院自身条件制订培养实施方案,形成住院医师规范化培训的个人轮转表。

2.确保完成规定疾病种类和例数、操作种类和例数要求。各专业基地(轮转科室)要指导并督促住院医师通过管理患者、参加门、急诊工作和各种教学活动来完成规定的病种和基本技能操作数量。对于各个专业而言,如果达不到这些要求,就要采取一系列的教学活动来进行弥补。对于核心指标不达标者应不予出科。

3.加强轮转培训的全过程管理与评价。专业基地应严格按照本专业培训细则要求做好轮转培训的全过程管理,包括住院医师的入科教育、临床实践带教、教学活动安排、日常考核、出科考核等,适时安排各类教学活动的实施效果评价,并配合做好其他专业住院医师的指导带教管理工作。

4.开展内容丰富、形式多样的教学活动。鼓励开展以住院医师为主的教学与临床医疗工作相融合的培训活动;组织疑难病例和死亡病例讨论、临床会诊、医疗差错防范等医疗活动;规范开展门诊教学、教学查房、教学病例讨论、临床小讲课等教学活动,倡导开展晨间报告、预查房等有利于临床实践的教学。

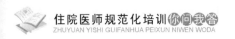
● 参考文献 ·····

[1]中国医师协会.中国医师协会关于印发住培内容与标准、基地标准(2022年版)的通知[EB/OL].(2022-08-05)[2023-02-20].https://www.ccgme-cmda.cn/news/15117/article.

（徐 莹）

 ## 33.培训基地如何进行住院医师规范化培训课程建设?

我国目前实施的《住院医师规范化培训内容与标准(2022年版)》与《住院医师规范化培训基地标准(2022年版)》强调住院医师规范化培训以住院医师为中心,聚焦六大核心胜任力,以提高规范的临床诊疗能力及综合能力为重点,提示我国住院医师规范化培训已从制度体系构建逐步转化为质量内涵建设。为了更好地达到住院医师规范化培训的目的及要求,除在轮转科室的临床实践培训外,培训基地需同时设置相应的公共课程及专业课程以提高培训质量。

住院医师规范化培训公共课程主要由培训基地职能管理部门统一组织,分阶段分模块开展。针对新入培住院医师在入院后第1个月安排入院教育,主要包括培训政策、培训任务、医学通识、医学人文、医疗规章、医院文化等方面的内容。在轮转培训期间,培训基地可开设以核心胜任力为导向的专题模块课程,如医学人文课程、临床思维能力提升课程、临床科研能力提升课程、教育教学大讲堂等。同时,为提升住院医师临床实践技能水平,可设置从基础技能、急救技能,到专科技能、综合技能的阶梯式递进式临床技能培训课程。专业课程主要以各专业的临床医学知识和技能为重点,对领域新技术、新进展进行拓展,由各专业基地组织实施,通过临床小讲课、教学查房、教学病例讨论、临床操作技能床旁培训、手术操作指导、临床文献研读会等形式开展。

传统的住院医师规范化培训课程多以教师讲解为主,只有知识的单方面传递,未注重启发住院医师的临床思维及锻炼其核心胜任力。可多采用以问题为基础的学习(problem-based learning,PBL)、案例教学(case-based learning,CBL)、医学模拟教学(medical simulation teaching,MST)等方式,强化对知识的运用,培养住院医师解决临床问题的能力。同时,针对不同层次的住院医师应逐步完善分层次进阶式的课程设置。有别于院校教育阶段的学习模式,时间、精力不足是影响住院医师课程学习的重要原因,因此可考虑充分运用网络教学手段进行理论知识的传授。

同时,培训基地需建立一个有效的课程评价反馈机制,如定期开展问卷调查、课程评分、住院医师座谈等,可及时了解住院医师对课程设置的需求,收集住院医师对课程内容及授课质量的评价,并及时改进,以促进住院医师规范化培训课程的持续改进。

● 参考文献

[1]中国医师协会.中国医师协会关于印发住培内容与标准、基地标准(2022年版)的通知[EB/OL].(2022-08-05)[2023-03-10]. https://www.ccgme-cmda.cn/ news/15117/article.

(林　毓　陈韶华)

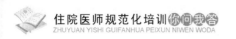
 34. 专业基地如何进行课程建设及开展教学活动?

　　课程体系建设与教学活动的开展关乎住院医师规范化培训的效果和质量,目前住院医师规范化培训课程体系建设面临着诸多问题,如设置不合理、教学方法单一、考核不规范等。如何改进住院医师规范化培训的培养方案,完善课程体系建设,优化教学活动,使住院医师在培训期间以岗位胜任力为导向,最大程度地获得临床综合能力,这是住院医师规范化培训阶段亟待解决的问题。1970 年,著名心理学家卡尔·罗杰斯(Carl Rogers)在《学习的自由》一文中提出"以学生为中心"的观点[1]。1973 年,美国哈佛大学心理学教授大卫·麦克利兰(David McClelland)首次提出"胜任力"的概念[2],医学教育的第三次改革确立了以岗位胜任力为导向的课程模式[3]。因此,专业基地进行课程建设、开展教学活动须围绕"以学员为中心、以胜任力为导向、分层递进"的原则进行,具体包括以下几个方面:

　　(一)以岗位胜任力为导向的课程建设

　　2018 年中国住院医师培训精英教学医院联盟制定了"住院医师核心胜任力框架共识",该框架共识初步提出了中国住院医师应具备的 6 项核心胜任力:职业素养、知识技能、病人照护、沟通合作、教学能力和终身学习[4]。专业基地可以根据核心胜任力要求的不同方面,设置模块化的专业课程体系,并建立相应的评估体系来动态观测住院医师的能力成长情况。以浙大一院为例,外科专业基地针对职业素养的胜任力,开展了医学人文、叙事医学等培训。针对知识技能的胜任力,在专业基地层面开设了手术精品课程、基础技能提升课程以及腔镜技能课程。针对病人照护、沟通合作的胜任力,开展了手术示范教学活动,从围手术期管理、术前术后沟通、术中操作及配合等方面对学员的能力进行培养。同时,针对外科住院医师所要掌握的胜任力并结合临床实践具体行为事件,重新定义了疾病管理、沟通关怀、技能操作、手术能力的目标及其要求,并以此设计了里程碑评估表。通过导师和指导医师及学员自评,每月评估一次,形成评估报告,动态观察学员胜任力提升情况。

(二)采用分层递进的培训模式

住院医师在不同培训阶段,对专业知识和技能的掌握程度存在较大差异,不同年级住院医师在培训目标上也不尽相同。因此,专业基地可采用从易到难、从浅入深的分层递进课程设置,在每年阶段的教学内容上呈现螺旋上升的趋势。浙大一院外科专业基地针对外科学员手术胜任力的培养目标,按照分层递进培养的原则,设计了里程碑式手术胜任力课程体系,课程涵盖手术精品课程(面向不同年级学员,根据手术的难易程度进行分级教学)、手术基本技能课程(主要面向第一年学员,衔接院校教育与毕业后教育,包括缝合打结、切开止血技术、肠肠吻合课程)、腔镜技能课程(主要面向第二、三年学员,涵盖基础技能、进阶技能、模拟手术、湿性腔镜课程)、手术示范教学(面向所有学员,针对真实手术,从术前讨论、术中操作、术后管理

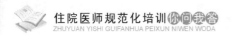

进行全程带教)。

(三)以学生为中心,关注培训对象需求

住院医师作为课程的直接受众,其学习需求和反馈应成为课程设计的重要参考。专业基地可以通过问卷调查、座谈交流、学习评估等不同形式开展需求分析,关注学生在知识结构、创新意识、学习方法、教学环境等方面的期待与建议。在课程设置上增加选修课模块,提供学生选择自主学习的机会,促进学生自我学习能力的养成。教学方法上增加采用翻转课堂、情景模拟、小组合作学习(team-based learning,TBL)等学生主导的学习互动式教学环节。加强师生互动交流,及时获取学生在学习过程中的反馈意见,动态调整教学策略,可有效调动外科住院医师的学习兴趣和主动性,增强教学效果。

(四)将课程思政理念融入课程建设

住院医师不仅要掌握扎实的专业知识和过硬的临床技能,还应具备良好的职业素养和社会责任感。因此,专业基地应将课程思政的理念融入教学内容和环节,增加医疗伦理、医德医风等人文社会科学相关内容。

通过反思教学等形式强化医患沟通、医疗纠纷预防等方面培训。开设医学人文选修课或讲座,培养医生的人文修养。如浙大一院外科专业基地对住院医师开展叙事医学的培训,通过平行病历的书写,让住院医师与患者进行共情,从而加强住院医师的角色观念和职业精神的培育。

（五）丰富教学形式和手段

除必要的理论授课外，专业基地还应丰富教学形式，构建理论与实践相结合的教学体系。可在临床技能培训中心设置模拟手术室，开展模拟情景演练；使用动物模型组织基本外科手术技能培训；开展各类微创技能操作训练；举办技能大赛等；以强化外科住院医师的临床操作能力。

（六）加强过程管理和课程评估

专业基地应建立规范的住院医师出勤管理和考核评价制度，对每门课程进行全过程监控。采用过程性评价与终结性评价相结合的方式，实行学员自评、老师评价、理论测试、技能考核等多元化评估，同时建立师生双向评价机制，形成教学质量监控闭环，不断优化完善课程设置和教学方法。

（七）构建高水平教学团队

课程建设和教学活动的高质量开展离不开优秀的带教老师。专业基地应整合内外部资源，聘任兼职教授、专家负责专业课程建设，组建高水平教学团队。充分发挥教学主任、教学秘书和骨干教师的带头作用，重视教学团队的培训和师资建设。同时，专业基地应加强教学研究与改革，组织开展教学经验分享、教学指南学习、教学比赛等系列教研活动；组织撰写专业教材，形成教学特色；加强校内外教学交流，学习借鉴国内外先进经验，以促进教师教学理念更新和教学方法创新。

综上所述，专业基地应遵循岗位胜任力培养的导向，采用分层递进培训模式，关注学员成长需求，不断优化完善住院医师培训课程体系和教学活动,丰富教学形式,加强过程管理,以保障教学质量和效果。

● 参考文献

[1]R. S. PETERS. Freedom to learn：A view of what education might become[J]. Interchange,1970,4(1):111-114.

[2]McClelland DC. Testing for Competence Rather Than for "Intelligence" [J]. American Psychologist，1973,28(1)：1-14.

[3]Frenk J,Chen L,Bhutta ZA,et al. Health professionals for a new century：transforming education to strengthen health systems in an interdependent world[J]. Lancet，2010，9756(376):1923-1958.

[4]中国住院医师培训精英教学医院联盟.中国住院医师培训精英教学医院联盟住院医师核心胜任力框架共识[J].协和医学杂志,2022，13（1）：17-23.

（耿 磊 吕 震）

 35. 如何加强住院医师的思政教育?

住院医师规范培训是党的十八大以来国家建立的一项医学教育的重大制度,住院医师规范化培训工作要以习近平新时代中国特色社会主义思想为指导,以立德树人为根本任务,将思政教育贯穿住院医师培养的全过程[1],思政教育可重点围绕以下3个模块设计实施。

（一）党建引领，夯实住院医师党支部建设

住院医师来源的多样性从根本上决定了管理的多样性，当前住院医师的组织关系归属主要有 3 种类型：设置独立党支部、固定于某一临床科室党支部和随轮转科室变化而变换党支部。独立支部的优势在于支部成员均为住院医师，有利于增强学员的凝聚力和归属感，劣势在于支部党员流动性较大，每年随新老学员进出而变化；固定于某一临床科室支部的优势在于支部成员相对稳定，有利于培养考察的连贯性，不足在于支部对学员在其他科室轮转表现情况了解不深入，科室之间沟通缺乏有效途径；随轮转科室变化而变换支部的优势在于支部可直观了解学员工作表现，促进临床指导医师党员与学员党员在工作、学习、生活及职业发展等方面的交流，缺点是学员在每个支部停留时间较短，组织关系转接工作量较大，管理难度大，而且支部频繁变动不利于培养和考察的连续性[2]。

无论是何种组织关系归属，党支部建设的方向应是"党建＋专业"，促进党建和专业互融互促。作为住院医师党支部，在落实"三会一课"基本要求下，要充分利用支部学习和主题党日，开展健康科普、爱心献血、医学人物宣讲等凸显医学专业特色的党建活动，打造党建特色品牌，发挥党支部对于人才培育的思政引领作用。

（二）职业精神，住院医师人文素养培养的核心

医学不仅是一门自然科学，还是一门社会科学。如果说临床专业技能是治病救人的基石，那么医学职业精神则是治病救

人的原动力。通过培养住院医师的职业精神可以强化其职业理想、加强职业道德、提高职业责任感,从而在很大程度上有助于减少医患矛盾,减少医患纠纷。一方面,要加强人文课程建设,使之专门化:要有专门的人文课程相关研究,有专业化的人文课程师资队伍;系统化:开设爱国主义精神、理想信念、职业道德、医学伦理、叙事医学与平行病历、医德医风、医患沟通、医疗法规等系统的人文素养系列课程;持续化:"医师职业精神教育"应贯穿住院医师规范化培训培养全过程,无论是在课堂还是临床实践中都要对住院医师进行人文教育,只有这样,住院医师才能在课堂中学习人文知识,在临床实践中运用和总结,并使其内化于心,外化于行[3]。另一方面,住院医师职业精神的养成要充分融入医院文化建设,文化对一个人的影响是潜移默化的,医院文化是培养住院医师职业精神的"沃土",要积极利用医院文化中一切正向引导因素,包括师资的言传身教、医院发展史、医院价值观,以及针对医院员工开展的医德医风各项工作等,通过潜移默化的影响,让住院医师将医师职业精神真正融入到自己的价值体系中,使其成为个人价值观的一部分。

(三)课程思政,专业培养与思政教育同向同行

课程思政不是一门课或几门课,而是一种理念与价值的培育与输送[4],其核心强调的是各类专业课程要充分挖掘自身蕴含的德育元素和承载的德育功能,从根本上与思想政治教育同向同行。一方面,指导医师要坚持医德医术并重的育人理念,

在临床教学实践中坚持专业知识教育传授与思想政治教育相结合，尤其要注意在临床门诊、临床查房、技能示范、医患沟通等过程中加强对住院医师的医德医风和职业教育。另一方面，要鼓励并积极开展各类课程思政专项培训、专项课题申报立项等，帮助指导医师学习课程思政的理念和方法，并积极推选具有示范效应的课程思政优秀案例、优秀教师、优秀课程，全面营造课程思政开展的氛围，将课程思政落实落细[5]。

● 参考文献

[1]中国医师协会.中国医师协会关于印发住培内容与标准、基地标准（2022年版）的通知（医协函〔2022〕557号）[EB/OL].（2022-08-05）[2023-08-25].https://www.ccgme-cmda.cn/news/15117/article.

[2]张莉,朱滨海,冯媛,等.江苏省住院医师规范化培训学员党建情况调查[J].江苏卫生事业管理,2020,31(2):262-264.

[3]薛东波,王强,马晟,等.住院医师规范化培训实践中职业精神的培养[J].中国继续医学教育,2018,10(26):8-10.

[4]王海威,王伯承.论高校课程思政的核心要义与实践路径[J].学校党建与思想教育,2018(14):32-34.

[5]骆益春,向娇艳,晏宁.加强住院医师规范化培训阶段思想政治教育路径探究[J].科学咨询(教育科研),2022(5):115-117.

（杨晓龙）

36. 专业基地如何管理长程培养的本专业住院医师?

本文的"长程培养"是指住院医师轮转计划中在某一个轮转科室的培训时间大于或等于 3 个月。

根据《住院医师规范化培训内容与标准（2022 版）》规定[1]，部分专业住院医师以本专业基地轮转为主，例如超声医学科住院医师的轮转时间安排是超声医学科 23 个月、放射科 4 个月、核医学科 1 个月及临床科室 5 个月和机动 3 个月。以浙大一院超声医学专业基地为例，介绍单一科室长程轮转的专业基地如何对本专业学员进行过程管理。

超声医学专业基地对住院医师规范化培训进行深入探索和实践，从专业基地规章制度建设、轮转计划安排、教学活动设计、培训过程落实、考核体系建立、培训质量监督与反馈等方面进行系统梳理，创新性地提出了以胜任力为导向的超声医学科"理论实践两手抓，岗位胜任三步走"的培训模式[2]。

（一）建立健全各项管理制度

包括入专业基地教育制度、入亚专科教育制度、考勤与请假制度、专业基地教学活动管理制度、亚专科出科考核制度及师资评价制度等。

（二）落实"理论实践两手抓，岗位胜任三步走"培养模式

"理论实践两手抓，岗位胜任三步走"的模式分为理论篇与实践篇。理论篇包括分层分级的以指导医师主导的小讲课和

以学员主导的晨读，且晨读与小讲课内容相匹配，让住院医师通过"发现问题—查阅资料—与其他学员分享—老师总结"这一系列过程充分掌握理论知识。实践篇包括三个阶段，即标准切面教学、夜门诊教学、独立门诊。每一阶段都有严格的考核制度，考核合格后才能进入下一阶段，通过密集的理论学习和临床实践的打磨，使住院医师逐步承担与医生相匹配的责任，从而能够合理、自信和高效地做出诊断，实现从"新手阶段"到"胜任阶段"的蜕变。

（三）构建完整的评价体系

评价体系主要包括日常考核、出亚专科考核、阶段性考核与年度考核，其中日常考核包括医德医风、各项考勤、培训指标完成情况、超声诊断报告质量、临床符合率及患者投诉率等。

出亚专科考核是在每个亚专科轮转结束后的专科考核，由亚专科组长负责考核安排，内容为该阶段亚专科理论知识问答、影像读片及临床思维决策和技能操作考核。以妇产超声亚专科为例，根据《住院医师规范化培训内容与标准（2022版）》要求，妇产超声亚专科共计4个月的培训时间，专业基地在培训内容和轮转时间上进行了分年度的轮转安排，即第一年：妇科基础学习阶段1个月；第二年：妇科常见病及多发病学习阶段1个月；第三年：妇科实践操作学习阶段1个月及产科基础学习阶段1个月。每一学习阶段结束后均要进行出亚专科考核，考核内容依据每一阶段的培训内容而定。

阶段性考核是评估住院医师阶段性培训效果，及时反馈培训问题的方法之一,因此专业基地在每年4月及9月分别开展一次阶段性考核。考核形式主要包括理论笔试、超声报告书写、超声技能操作考试以及临床思维决策等。考核内容根据年级不同而有所区别,一年级主要考核超声基础理论和超声标准切面,考核合格可进入夜门诊学习;二年级综合性考核,考虑到大多数学员刚完成临床专业轮转,本阶段考核旨在全面评估其超声专科技能掌握程度;三年级考核主要关注临床思维及医患沟通能力,考核合格后可独立进行门、急诊。

年度考核安排在每年的12月底,理论考核由医学院统一安排,专科实践考核由专业基地组织。

每次考核均进行即时反馈,保证反馈的实效性,并将评估中发现学员个性化问题逐条整理以电子版形式发给相关指导医师,以便后期针对性地强化培训中的薄弱环节。

(四)培训质量监督与反馈

为了保证培训质量的持续提升,超声医学科专业基地成立质量控制小组,定期开展学员座谈,积极解决学员反馈的问题,同时不定时抽查教学活动,严抓教学质量。

● **参考文献** ⋯⋯⋯⋯⋯⋯⋯⋯⋯⋯⋯⋯⋯⋯⋯⋯⋯⋯⋯⋯⋯⋯

[1]中国医师协会.中国医师协会关于印发住培内容与标准、基地标准(2022年版)的通知[EB/OL].(2022-08-05)[2023-02-20].https://www.ccgme-cmda.cn/news/15117/article.

[2]许敏,胡瑛,王菁,等.以胜任力为导向的超声医学住培教学活动设计[J].中国继续医学教育,2022,14(8):181-185.

(蒋天安　殷珊娱)

37. 专业基地如何管理外专业的住院医师?

实际教学工作中,我们都面临着这样的问题:对于非本专业的住院医师来专业基地参加规范化培训,不知如何进行管理和考核才能真正地达到培训效果。以浙江大学医学院附属第一医院超声医学专业基地培养非本专业学员为例,这些非本专业学员来超声医学科专业基地培训时间大多为一个月,在有限的时间内,怎样让他们了解和掌握超声医学相关知识,高质量地完成培训要求,一直是专业基地思考和探索的难题。

(一)明确培训目标,制订培训计划和实施细则

严格贯彻执行国家《住院医师规范化培训内容与标准(2022版)》的具体要求[1],强调非本专业住院医师基本理论、基本知识的培训。对于相同级别或相同层次的非本专业住院医师,力争达到均质化。

为了了解来自不同学科的非本专业住院医师的需求,我们在每个学员入科时进行问卷调查。结合学员个性化需求,同时依据《国家住院医师规范化培训内容与标准(2022版)》要求,制定了针对非本专业住院医师在超声医学科培训的基本病种要求[2](见表1)。

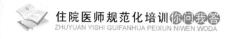

表1 非超声医学科住院医师在超声医学科培训的基本病种要求

系统/部位	病种
腹部 (含胸部)	肝弥漫性病变(肝炎、肝硬化、脂肪肝、肝血吸虫病)
	肝局灶性病变(肝囊肿、肝脓肿、肝血管瘤、肝癌)
	胆囊疾病(炎症、结石、息肉、胆囊癌、胆囊腺肌症等)胆管疾病(肝外胆管癌、胆管扩张等)
	胰腺(急慢性炎症)
	脾(脾大、副脾、脾囊肿、脾血管瘤)
	泌尿系结石
	腹腔积液、胸腔积液
妇产科	子宫肌瘤
	卵巢囊肿
	盆腔炎性疾病
	正常早孕、中晚孕
心脏	先天性心脏病(房间隔缺损、室间隔缺损、动脉导管未闭)
	后天获得性心脏病(瓣膜病、心肌病、心包疾病、心脏肿瘤等)
浅表器官	甲状腺疾病(炎症性疾病、甲状腺肿、结节性甲状腺肿、甲状腺癌等)
	乳腺(增生、炎症、良恶性占位等)

(二)针对性设计教学活动,提升培训质量

鉴于超声医学科工作的特殊性,为了让非本专业住院医师度过一个充实的轮转学习期,超声医学科专业基地依据《住院医师规范化培训入轮转科室教育指南》(2022版)要求对非本专业住院医师进行统一的专科岗前培训。此外,专业基地以非本专业住院医师需求为导向,每周针对非本专业住院医师开展理论授课,以病例

图片为主,让非本专业住院医师能清晰地了解相关疾病超声图像。另外根据超声医学专业基地教学阅片需求,邀请当月在科室的临床相关学员参加,以促进学科交流。

（三）培训过程动态量化管理,严把出科考核关

超声医学专业针对每位非本专业住院医师实施动态管理,分配轮转期间的指导医师,考虑到超声医学专业科室工作安排流动性大,非本专业住院医师可能难以实现全程跟在指导医师后面学习,但专业基地要求指导医师在非本专业住院医师轮转期间要实时沟通,及时为非本专业住院医师答疑解惑,同时与教学秘书及教学岗保持联系,密切关注非本专业住院医师动态,真正把培训工作落到实处。

轮转考核一般包括日常考核与出科考核。日常考核主要包括日常考勤(按时上下班、按时参加教学活动、严格履行请假制度等)、日常工作完成情况(报告书写质量及数量)、《住院医师规范化培训登记手册》填写情况以及指导医师综合评价等。日常考核不合格的住院医师不得申请出科考核,必须重新轮转。出科考试由超声医学科教学小组负责组织与实施。包括理论考核和超声报告书写两部分。理论考核从题库里随机抽取,难度系数符合培训要求;超声报告书写采取笔试形式。出科考核未能达到相关轮转计划要求的,允许在规定的时间内补考一次,补考仍不合格,必须重新轮转。

每个月末,住院医师与指导医师进行360度互评。超声医学科教学小组认真分析双方的反馈与建议,并提出改进意见,确保每一环节的反馈都能成为教学优化的宝贵资源。

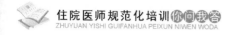

住院医师规范化培训 你问我答
ZHUYUAN YISHI GUIFANHUA PEIXUN NIWEN WODA

● 参考文献

[1]中国医师协会.中国医师协会关于印发住培内容与标准、基地标准（2022年版）的通知［EB/OL］.（2022-08-05）［2023-02-20］. https://www.ccgme-cmda. cn/news/15117/article.

[2]国家卫生计生委医师资格考试委员会.国家卫生计生委医师资格考试委员会关于颁布《医师资格考试大纲（中医、中西医结合类别实践技能考试部分）2016年版》的通知（2016-01-18）［2023-08-23］. https://tcmtest. org. cn/contents. jsp？channelId＝11530F62C477172A&contentId＝A7C63F70FBBF326D.

（殷珊娱　李群英　蒋天安）

38. 未取得医师资格证书的住院医师在培训过程中应注意什么？

我国住院医师规范化培训是以"5＋3"为主体、以"3＋2"为补充的临床医学人才培养体系。因此，本科和专科的医学专业毕业生在毕业后的第一年是以试用期医学毕业生的身份进行培训，他们需要在执业医师指导下进行临床诊疗工作，不得独立从事临床活动，包括不得出具任何形式的医学证明文件和医学文书。因此，针对未取得医师资格证书的培训对象在培训过程中需要注意以下几方面：

1.严格执行《医学教育临床实践管理暂行规定》[1]。试用期医学毕业生在临床带教教师和指导医师的指导下从事临床诊疗活动，在实践中提高临床服务能力。

（1）医学生在临床带教教师的监督、指导下，可以接触观察患者、询问患者病史、检查患者体征、查阅患者有关资料、参与分析讨论患者病情、书写病历及住院患者病程记录、填写各类检查和处置单、医嘱和处方，对患者实施有关诊疗操作并参加有关的手术。

（2）试用期医学毕业生在指导医师的监督、指导下，可以为患者提供相应的临床诊疗服务。

（3）医学生和试用期医学毕业生参与医学教育临床诊疗活动必须由临床带教教师或指导医师监督、指导，不得独自为患者提供临床诊疗服务。临床实践过程中产生的有关诊疗的文字材料必须经临床带教教师或指导医师审核签名后才能作为正式医疗文件。

2.培训医院(医疗机构)不得安排未取得医师资格证书的医学专业毕业生独立从事临床工作，若违反规定，造成相应的损害则按照相关规定处理。

3.试用期医学毕业生在临床带教教师和指导医师的指导下参与医学教育临床实践活动，不承担医疗事故或医疗纠纷责任。但若未经临床带教教师或指导医师同意，擅自开展临床诊疗活动的，需要承担相应的责任。

4.临床带教教师和指导医师在指导住院医师开展临床教学活动中，要牢固确立教学意识，增强医患沟通观念，积极说服相关患者配合医学教育临床实践活动；在安排和指导临床实践活动之前，应尽到告知义务并得到相关患者的同意。在教学实践中要保证患者的医疗安全和合法权益。

● 参考文献

[1]卫生部教育部关于印发《医学教育临床实践管理暂行规定》的通知

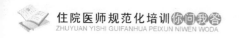
（卫科教发〔2008〕45号）[EB/OL].（2008-08-18）[2023-05-30]. http://www.gov.cn/zwgk/2008-09/05/content_1088322.htm.

（杨志颖　陈韶华）

39. 已取得医师资格证书的住院医师应如何注册？

根据《中华人民共和国执业医师法》，医师经注册取得医师执业证书后，方可按照注册的执业地点、执业类别、执业范围，从事相应的医疗、预防、保健活动。国家《关于建立住院医师规范化培训制度的指导意见》[1]规定，培训前已取得医师资格证书的培训对象，应将培训基地注册为执业地点，可不限执业范围。已取得医师资格证书的住院医师进入培训基地后，可由培训基地收集拟注册的住院医师规范化培训学员的相关信息，统一到省级卫生行政部门申请，经批准同意后完成注册。按《医师执业注册管理办法》规定[2]，拟申请注册的学员需提供以下资料进行注册：

（1）医师执业注册申请审核表；

（2）近6个月2寸免冠正面半身照片；

（3）医疗、预防、保健机构的聘用证明；

（4）省级以上卫生行政部门规定的其他材料。

住院医师规范化培训结束后，学员根据实际情况确定执业范围和地点，依法办理相应的执业注册变更手续。获得医师资格后两年内未注册者、中止医师执业活动两年以上或者在《医师执业管理办法》中第六条规定不予注册的情形消失的医师申请注册时,还应当提交在省级以上卫生行政部门指定的机构接受连续 6 个月以上的培训,并经考核合格的证明。

● 参考文献

[1]国家卫生计生委,中央编办,国家发展改革委,教育部,财政部,人力资源社会保障部,国家中医药管理局.关于建立住院医师规范化培训制度的指导意见(国卫科教发〔2013〕56 号)[EB/OL].(2013-12-31)[2023-05-30].http://www.nhfpc.gov.cn/qjjys/s3593/201401/032c8cdf2eb64a369cca4f9b76e8b059.shtml.

[2]国家卫生计生委.医师执业管理办法(国家卫生和计划生育委员会令第 13 号)[EB/OL].(2017-07-28)[2023-05-30].https://www.gov.cn/zhengce/2017-02/28/content_5713807.htm.

(杨志颖　陈韶华)

40. 住院医师中途退出培训该如何处理?

《住院医师规范化培训内容与标准(2022 年版)》规定[1],住院医师规范化培训年限一般为 3 年(即 36 个月)。全日制临床医学、口腔医学硕士专业学位研究生按照住院医师规范化培训有关要求进行临床实践能力培养的,其临床实践能力训练实际时间应不少于 33 个月。培训时间的减免、延长或退出培训等情况,按照国家相关规定执行。培训基地、委派单位在培训期间不得无故终止、中断培训对象的住院医师规范化培训。以浙江省住院医师规范化培训为例,若住院医师申请中途退出培训,住院医师本人及培训基地需按照具体情况和要求,实行纸质办理(《中止培训申请表》由浙江省卫生健康委员会统一制定)和网上申请相结合方式办理退出手续。

若在培住院医师因个人原因(①在培期间考上全日制研究生;②离职;③个人身体原因无法继续轮转培训;④其他)申请中途退出,需及时报备培训基地并按要求办理中途退出手续。纸质流程为住院医师个人填写《中止培训申请表》,由委派单位审核签署意见、培训基地审核签署意见后,逐级上报,最终由浙江省卫生健康委员会办理并备案。网上流程为培训基地在浙江省卫生健康委医学教育信息服务平台"住院医师规范化培训模块"上提出中止申请,浙江省卫生健康委员会网上审核。

若发生在培住院医师无故自行退培或无故中断住院医师规范化培训两周以上的情况,则由培训基地按相关流程向浙江省卫生健康委员会备案并办理中止培训手续。无故自行退出等情节严重者,3年内不得报名参加住院医师规范化培训。

● 参考文献 ·······

[1]中国医师协会.中国医师协会关于印发住培内容与标准、基地标准(2022年版)的通知[EB/OL].(2022-08-05)[2023-02-21].https://www.ccgme-cmda.cn/news/15117/article.

(张　利　陈韶华)

41.我国毕业后医学教育网关于住院医师规范化培训基地信息化管理具有哪些功能?

随着住院医师规范化培训工作的不断推进,要高效地进行培训各项信息的管理,及时、准确、翔实地反映培训的动态,就迫切需要信息化的管理系统。国家卫生行政部门于 2014 年出台《住院医师规范化培训管理办法(试行)》明确指出"实行培训信息登记管理制度。国家建立住院医师规范化培训信息管理系统,逐步实现住院医师培训招收、培训实施、监测评估、培训考核等全过程的信息化管理。培训基地和培训对象应当及时、准确、翔实地将培训过程和培训内容记录在住院医师规范化培训登记和考核手册并妥善保存,同时将有关信息及时录入信息管理系统,作为培训考核的重要依据"[1]。在这个方针指引下,在国家卫生行政部门指导下,由中国医师协会主持规划建设的"毕业后医学教育网"(www.ccgme-cmda.cn)作为国家住院医师规范化培训信息系统的"官网"正式启用。该网站是集基地管理、培训监管、质量控制为一体的综合管理平台,具有权威性、通用性、统一性、便捷性、移动性和个性化等特点。目前,内容上有新闻中心、政策法规、专题报道、通知公告、评估专区、工作通讯、招收简章、招聘信息等,为各省市及时了解国家住院医师规范化培训政策,交流住院医师规范化培训动态,紧贴国家住院医师规范化培训工作的要求,开展住院医师规范化培训相关管理工作提供了便利,有效地提升了住院医师规范化培训工作的管理效率。

该平台在基地管理上设西医住院医师规范化培训、中医住院医师规范化培训等不同的模块,为不同类别的培训人员提供相应的通道。鉴于平台的内容涵盖较多且西医住院医师规范化培训的培训基地相对较多,下面仅以"西医住院医师规范化培训"系统为例来说明该平台的功能。

"西医住培"系统包含四个入口:业务管理系统、住院医师入口、过程管理系统和指导医师入口。根据用户角色定位,各个入口的功能略有不同。目前,指导医师入口尚未开放,其余入口均已能正常使用。国家住院医师规范化培训基地通过"业务管理系统"入口进入,用户名为专设登录账号,由中国医师协会统一分配,基地管理人员可以按照系统模块内容进行业务管理。系统首页包括功能模块和重要公告两部分,其中重要公告用于发布住院医师规范化培训的重要通知公告,如基地评估结果通报、专业基地申报等,需要及时关注并处理。其余功能模块的使用归纳如下。

1.第一模块主要是基地管理模块,该模块有以下五大功能。

(1)新闻管理:每家培训基地设1~2名通讯员承担新闻稿件的上报工作,要求通讯员每年定期上报新闻稿件。如果需要添加或完善通讯员信息,可登录毕业后医学教育网新闻管理模块。

(2)基地申报:每年国家会通知具体申报时间,包含培训基地(医院)、专业基地(科室)、协同单位/基层实践基地以及重点专业基地申报四类项目,提交申报表和申报材料后可在线查询申报审核结果。

（3）基地信息年报：每年国家会开放系统，基地要及时维护培训基地（包括协同医院）及专业基地的业务信息。

（4）基地评估：可查询国家对培训基地和专业基地的评估标准，在国家评估前基地需将相关内容予以完善，一般一年维护一次，日常无须维护。

（5）月度监测：通常在每月前一周医院管理部门将信息如期维护并上报。

2.第二模块主要是学员管理模块，该模块包含三大功能。

（1）住院医师管理：主要用于上报培训基地的住院医师信息，维护培训状态。每年4～6月开放，国家有37个培训专业，各基地根据本省核定的专业基地规模数上报招录计划，待8～9月招录报到完成后，培训基地须及时准确地将住院医师信息导入国家系统予以保存。部分省份（如浙江省）已实现信息直报，可自动同步住院医师信息。

（2）结业管理：可以查询到当年结业人员的住院医师规范化培训合格证申领及发放的相关信息，包括学员结业证书号、结业证书生成状态等。

（3）360度评估：360度评估目前仅在部分基地试点，非试点单位暂不开放。

3.第三模块主要是专项工作模块，主要是临时上报专项工作信息，如医疗救治鉴定、住培工作开展情况统计、经费投入与试用情况调查表、候选人征文与推荐等。

4.第四模块主要是系统管理模块，可以重置各个专业基地管理账号的密码，也可以修改培训基地管理账号的密码。

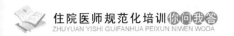

● 参考文献

　　[1]国家卫生计生委.国家卫生计生委关于印发住院医师规范化培训管理办法（试行）的通知（国卫科教发〔2014〕49号）[EB/OL].（2014-08-22）[2023-03-02].http://www.nhc.gov.cn/qjjys/s3593/201408/6281beb3830c42c4a0d2319a2668050e.shtml.

（陈蓬来　陈韶华）

42.如何及时有效地使用住院医师规范化培训信息化系统？

　　住院医师规范化培训信息系统是指按照国家有关法律法规、政策和标准的要求，以计算机技术、网络通信技术等现代化手段，对住院医师规范化培训管理机构及相关培训基地开展的住院医师规范化培训工作，以及各主要阶段产生的业务、管理等的数据进行采集、传输、存储和分析等，为卫生行政部门、教育机构及社会公众提供全面的、自动化的管理及各种服务的信息系统[1]。为促进住院医师规范化培训管理工作的规范化和科学化，提升管理效率和管理水平，信息化建设作为住院医师规范化培训工作的重要技术支撑和保障显得尤为重要。

　　目前住院医师规范化培训信息化建设工作在许多医院已经有不同程度的展开，但主要依靠国家住院医师规范化培训网站和省级住院医师规范化培训信息系统网站。有效并及时地使用信息化系统对住院医师的管理具有重要的意义，具体建议如下：

(一)明确系统使用的主体角色和权限

住院医师规范化培训涉及培训基地管理人员、专业基地或轮转科室教学小组组长、指导医师、教学秘书、住院医师等各类参与主体,他们在信息系统中具有不同的职能和权限。住院医师在信息系统中主要职能有基本信息维护、报名、及时录入轮转培训过程的具体信息,包括大病历、病种、技能手术、教学活动、出科小结等;教学秘书主要负责住院医师出入科管理、考勤、教学活动维护等;教学小组组长主要职能为审核出科考核结果等;指导医师主要职能是审核学员轮转过程信息。学员录入系统数据的有效性,离不开各类主体的深入参与。

(二)促进数据共享

住院医师规范化培训工作实行属地管理,各地指标与考评方法略有差别,因此有效的使用信息系统需要加快实现国家住院医师规范化培训系统和省级住院医师规范化培训系统的互联共通、数据共享,避免增加上述各类参与主体的重复劳动量,增加使用频率。

(三)电子信息填报纳入出科考核必要条件

住院医师规范化培训信息量巨大,保证住院医师及时使用信息化系统有利于推进教学工作有序开展。如果住院医师信息录入不及时,则指导医师无法及时审核。因此,建议把信息化系统内住院医师相关的培训信息以及在本科室轮转期间的小结和心得及时录入、指导医师审核通过等作为参加出科考核的前提条件。有条件的培训基地可以将医院管理信息系统

(hospital information system，HIS)中的培训相关数据同步到住院医师信息化系统，以最大程度降低住院医师培训过程数据录入的工作量并提高信息可信度。

（四）应用移动互联技术

目前大多数医院信息系统与行政办公网络存在区隔情况，移动互联技术的使用为住院医师管理工作带来了工作模式、程序以及思路上的变革[2]。通过移动端可以方便住院医师及时记录每日的工作，以提高住院医师依从性。

● 参考文献

[1]应瑛.住院医师规范化培训组织管理系统的分析与设计[D].昆明：云南大学，2015.

[2]樊瑷晗，李修洋，戚琼华，等.基于微信平台的移动管理在住院医师规范化培训中的应用实践[J].中国数字医学，2020，15(8)：74-76，118.

（陈蓬来　陈韶华）

43.如何有效地管理住院医师的档案？

住院医师档案是住院医师规范化培训和考核历程的记录材料，根据档案内容可以分为两大类：①培训初期形成的个人档案材料，包括个人基本情况登记表、学历学位复印件、执业医师复印件等；②培训过程中形成的材料，包括培训记录、过程考核记录（日常考核、出科考核、年度考核）、结业考核记录、教学活动记录、论文著作发表情况、执业医师注册或变更情况等。

根据国家《住院医师规范化培训管理办法（试行）》要求，住院医师培训实行培训信息登记管理制度[1]。国家建立住院医师规范化培训信息管理系统，逐步实现住院医师培训招收、培训实施、监测评估、培训考核等全过程的信息化管理，同时住院医师培训过程和培训内容的所有纸质相关材料应妥善保存。住院医师档案规范化管理是培训基地的重要工作，它不仅有利于全面认识培训基地住院医师规范化培训工作开展的现状，为基地现场评估提供真实依据，更是有效反馈培训基地管理水平和培训质量的重要标准。住院医师规范化培训过程的档案不仅关系着住院医师本人的成长、结业与就业，也体现了培训医院管理工作的水平，对持续改进住院医师规范化培训管理质量具有重要意义[2]。如何有效进行住院医师档案管理，具体建议如下。

（一）培训基地层面

侧重住院医师基本情况，如学员的基本信息（姓名、性别、联系方式、身份证号、家庭地址、政治面貌、工作及学习经历、证照信息复印件等），培训信息（入院时间、培训专业、培训年限、轮转计划、离院时间等），成绩管理（招录考核、出科考核、年度考核、国家医师资格考试、年度业务水平测试、结业考核等），科研记录（科研学术活动、论文著作发表情况等），综合考评（奖惩情况）等。培训基地可自行设计住院医师规范化培训档案管理记录模板，或借助信息化系统将上述需要的内容均设计在内，尽可能做到全面、真实和及时。

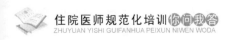

(二)专业基地层面

侧重轮转培训期间的日常考核(出勤情况、医德医风记录、轮转计划执行情况、规定病种/规定操作完成率、病历质量、医疗日志登记完成情况等)、各类教学活动参加情况(入科教育、临床小讲课、病例讨论、教学查房等)、住院医师信息系统录入完成情况等,内容全面规范。专业基地可通过相关数据、信息关注住院医师成长,真实记录、统计、分析专业基地教学情况数据并开展教学研究,为持续提高教学质量提供参考。

(三)住院医师层面

侧重住院医师规范化培训信息化系统个人资料的完善、核实和补充工作。各省住院医师规范化培训网络平台的建设日趋成熟。以浙江省卫生健康委医学教育信息服务平台为例,其住院医师规范化培训模块已实现学员招录、轮转培训、考试考核等功能的全程管理。因此,住院医师本人除在报名与招录阶段准确填报个人信息外,还应在培训过程中不断进行资料更新,如医师资格证书编号及扫描件、大病历信息、个人出科小结等,以确保个人档案信息的完整。

此外,提高全员档案意识、建立健全档案制度也是有效推进住院医师规范化培训档案管理工作的规范化、标准化的重要基础。为使住院医师规范化培训档案的价值和作用得到有效发挥,住院医师规范化培训各级管理人员以及住院医师本人均需提高住院医师规范化培训档案科学化管理的归档意识。通过合理应用住院医师规范化培训档案,有助于提升培训管理效果,进一步改善培训方法。同时培训基地应当着眼于从基础设施建设、专业人员管理、信息化建设等方面建立健全住院医师规范化培训档案的管理保障体系机制,其中信息化系统的住院医师规范化培训档案的建立有益于合理控制档案管理的实践工作成本,并且有效防止基础数据资料的损毁风险。

 ● 参考文献

[1]国家卫生计生委.国家卫生计生委关于印发住院医师规范化培训管理办法(试行)的通知(国卫科教发〔2014〕49号)[EB/OL].(2014-08-22)[2023-02-21].http://www.nhc.gov.cn/qjjys/s3593/201408/6281beb3830c42c4a0d2319a2668050e.shtml.

[2]梁洁.住院医师规范化培训过程档案管理工作的思考[J].中国继续医学教育,2019,11(13):61-64.

（张　利　陈韶华）

44.培训基地如何加强培训质量控制?

我国住院医师规范化培训制度自正式实施以来,已经由制度建设迈向质量内涵建设。住院医师培训质量对我国住院医师规范化培训制度长远发展具有重要意义。《住院医师规范化培训基地标准(2022年版)》对于培训基地如何加强培训质量控制有明确规定[1]:

（一）培训基地应建立以过程考核为主的动态评价机制

过程考核是对住院医师在培训期间临床能力水平与综合

素质的动态评价,包括日常考核、出科考核、年度考核和国家统一组织的年度业务水平测试。考核内容应涵盖医德医风、职业素养、考勤管理、理论知识、临床实践能力、培训内容完成情况、参与教学和业务学习情况等。培训基地应对过程考核和结业考核结果进行综合分析,并指导临床教学活动和评价培训质量,建立持续改进机制,不断提高培训质量。

(二)培训基地应建立全方位多维度的评估与反馈机制

培训基地和专业基地每年开展一次自评工作。培训基地建立对专业基地和协同、联合培训单位培训工作的院级督导与反馈机制,确保培训过程管理和培训质量评价的有效运行;指导专业基地建立对住院医师的动态评价与反馈机制,及时掌握住院医师的培训效果和指导医师的带教质量;建立与住院医师有效的沟通机制,及时研究解决培训过程中出现的各类问题。

(三)培训基地应加强培训质量关键要素监测与分析应用

充分利用信息化手段,真实记录培训过程;建立日常考核、出科考核、年度考核、年度业务水平测试和结业考核等相关的培训质量动态数据库,监测基地建设与管理的关键要素数据,综合分析和应用,及时发现问题、改进问题,实施精细化管理,持续提升培训质量。

培训基地住院医师规范化培训的核心目标在于培训质量,根本任务是培养合格的临床医师。依据《住院医师规范化培训基地标准(2022年版)》,培训基地应对协同、联合培训单位实行一体化管理,同时专业基地主任作为专业基地的第一责任人对本专业基地(含协同单位)的培训质量负主要责任。

● 参考文献

[1]中国医师协会.中国医师协会关于印发住培内容与标准、基地标准(2022年版)的通知[EB/OL].(2022-08-05)[2023-02-20].https://www.ccgme-cmda.cn/news/15117/article.

（张　利　陈韶华）

45. 如何组织与管理住院医师规范化培训考核?

《住院医师规范化培训考核实施办法(试行)》规定[1],住院医师培训考核工作实行国家、省和培训基地三级管理。

国家卫生行政部门负责全国培训考核工作的统筹管理,省级卫生行政部门负责本辖区培训考核工作的组织管理,培训基地负责过程考核及相关工作的具体落实,考核基地负责结业考核工作的具体落实。具体分工如下:

(一)国家卫生行政部门

研究确定考核模式,制定考核标准,建立考核题库,规范考务管理,公布考核信息,统筹管理《住院医师规范化培训合格证书》,指导监督各省（区、市）的考核工作。根据需要,国家卫生行政部门可指定有关行业组织、单位协助负责相关具体工作。如:国家卫生健康委人才交流服务中心负责建立国家理论考核题库,制定理论考核大纲和临床实践能力考核指导标准,指导各地考核实施,提供考核技术支持服务。

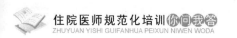

（二）省级卫生行政部门

贯彻执行国家卫生行政部门培训考核工作的有关规定，制订本省（区、市）考核实施方案，遴选建设考核基地，组建和培训管理考官队伍，组织实施培训考核，公布本省（区、市）考核结果，颁发住院医师规范化培训合格证书，管理监督本辖区的考核工作。根据需要，省级卫生行政部门可指定有关行业组织、单位协助负责相关具体工作。

（三）培训基地

落实国家卫生行政部门的有关要求，组织实施培训过程考核，组织结业考核报名，协助申领住院医师规范化培训合格证书。考核基地由省级卫生行政部门遴选认定并报国家卫生行政部门备案，承担结业考核任务。

各省根据国家卫生行政部门《住院医师规范化培训考核实施办法（试行）》的文件精神，结合本省的实际情况，制订具有本省特色的培训考核实施方案。

● 参考文献 ···

[1]国家卫生计生委办公厅. 国家卫生计生委办公厅关于印发住院医师规范化培训招收实施办法（试行）和住院医师规范化培训考核实施办法（试行）的通知（国卫办科教发〔2015〕49号）.［EB/OL］.（2015-09-14）［2023-02-26］. http://www.nhfpc.gov.cn/qjjys/s3593/201510/e9edb9ed82224b28bc935188f9f1ff38.shtml.

（俞鸿雁　陈韶华）

46. 住院医师规范化培训考核包括哪几部分?

住院医师规范化培训考核是住院医师规范化培训的重要组成部分,是鉴定和保证住院医师培训效果的核心环节[1]。《住院医师规范化培训内容与标准(2022年版)》规定[2],培训考核包括过程考核和结业考核两部分,目的是评估培训对象是否达到培训大纲规定的要求。

过程考核主要包括日常考核、出科考核、年度考核和年度业务水平测试。考核内容应涵盖医德医风、职业素养、出勤情况、理论知识、临床实践能力、培训内容完成情况、参与教学和业务学习等,注重全面系统评价住院医师的核心胜任力。考核形式可采取适合培训基地开展的理论考核和临床实践能力考核等形式进行。过程考核合格并通过国家医师资格考试的,方可参加住院医师规范化培训结业考核。结业考核包含理论考核和临床实践能力考核,两者均合格者方可获得国家卫生健康委员会监制的《住院医师规范化培训合格证书》[2]。

过程考核由培训基地、专业基地与轮转科室共同组织与实施。日常考核和出科考核主要由培训轮转科室负责,出科考核原则上应当在培训对象出科前完成,并由专业基地审核其真实性和有效性。年度考核由培训基地组织实施,应当在培训对象完成每一年度培训后进行。过程考核是对培训对象在培训期间临床能力水平与素质的动态评价,由培训基地严格组织实施,过程考核结果需及时记录在住院医师规范化培训考核手册或住院医师规范化培训管理系统中。年度业务水平测试由中国医师协会组织开展,测试对象为国家住院医师规范化培训基地拟参加当年度全国住院医师规范化培训结业考核的培训对象。另外,在进入住院医师规范化培训前未取得国家医师资格证书的学员,需在结业考核前参加且通过国家医师资格考试,并取得证书。

结业考核是衡量培训整体效果的结果性综合评价,分为临床实践能力考核和专业理论考核两部分。临床实践能力考核主要检验培训对象是否具有规范的临床操作技能和独立处理本专业常见多发疾病的能力,一般采取模拟操作或临床操作等形式进行。专业理论考核主要评价培训对象是否具有综合运用临床基本知识和经验,安全有效规范地从事临床诊疗活动的能力,原则上采用人机对话形式进行,考核试题应当从国家设立的理论考核题库中抽取。结业考核由省级卫生行政部门组织实施,在省级卫生行政部门认定的考核基地进行。

由于进入规范化培训的住院医师教育背景不同,知识水平和临床能力存在差异,所以建议培训基地增加摸底考核,作为诊断性考核的一部分放在入院教育阶段中,考核结果作为住院医师分层培养的依据,达到因材施教的目的。同时,结合培训专业的特殊性,如眼科、耳鼻咽喉科等专业,住院医师在本专业基地轮转超过 4 个月的,建议增加考核次数,如经 2~3 个月培训后,可开展一次阶段性考核,以便及时了解培训效果,从而有效监控培训质量。

● 参考文献

[1]胡滨.国内外住院医师规范化培训考核评价模式的研究[J].卫生软

科学，2013（8）：480-482.

［2］中国医师协会.中国医师协会关于印发住培内容与标准、基地标准（2022 年版）的通知［EB/OL］.（2022-08-05 ）［2023-04-07］. https://www. ccgme-cmda. cn/ news/15117/article.

（俞鸿雁　陈韶华）

47. 过程考核如何组织实施？

《住院医师规范化培训考核实施办法（试行）》规定[1]，培训基地应当严格过程考核，过程考核是住院医师规范化培训体系中至关重要的组成部分。因各家培训基地实际情况不同，过程考核的组织形式可各不相同。

以浙大一院过程考核组织与实施为例，按照国家《住院医师规范化培训考核实施办法（试行）》和浙江省卫生健康委员会科教处制订的考核规程，教学管理部门联合各专业基地和轮转科室具体实施考核工作。考核评价体系是由日常评价、出科考核、年度考核等构成的多层次评价系统，对考核对象、时间、内容与负责人等内容进行规定。就分工而言，教学管理部门主要负责管理监督各专业基地和轮转科室过程考核的组织实施，汇总和分析考核成绩，联合专业基地共同组织开展摸底考核、年度考核等大型考试。专业基地和轮转科室是考核工作的具体实施者，负责考试命题、考官管理、过程考核和出科考核的组织和成绩记录。

就考核形式而言，日常考核注重住院医师在轮转科室的医疗工作及培训完成情况，包括临床工作和教学活动出勤率、规

定病种/操作完成率、医疗记录完成情况、临床操作技能评估
(direct observation of procedural skills,DOPS)、迷你临床演练
评估(mini-clinical evaluation exercise,MIMI-CEX)等形成性评
价,由科室指导医师负责评价和反馈,通过考察来促进住院医
师的能力提高。出科考核主要检查住院医师在轮转科室的岗
位胜任力,包括理论知识和实践能力的考核,由轮转科室考核
小组根据培训大纲要求制订具体考核内容,教学管理部门通过
实地抽查与信息系统核查,监督各轮转科室出科考核的实施情
况。年度考核主要考核住院医师当年度培训轮转计划(临床实
践的指标)达标情况和临床综合实践能力等方面,包括理论和客
观结构化临床考试(objective structured clinical examination,
OSCE)。理论考试由浙江大学医学院毕业后教育办公室统一
组织实施,客观结构化临床考试由各培训基地教学管理部门联
合各专业基地组织实施,可综合考察住院医师的问诊体检技
巧、辅助检查结果判读、鉴别诊断、疾病处理、沟通技巧和患者
教育等能力。

年度业务水平测试由中国医师协会组织开展,按专业类别
进行理论考核,重点测试住院医师的专业理论水平和临床思维
能力。中国医师协会负责组织命题,提供考试平台以及技术支
持服务,指导培训基地测试。各省级卫生行政部门负责辖区内
各培训基地测试工作的组织管理。培训基地负责组织测试对
象报名,核对测试对象信息,完成测试相关系统安装及调试;组
织落实好考务工作,做好安全保密工作,确保测试顺利进行[2]。

多元化的考核体系设置能够围绕以岗位胜任力为核心的

住院医师培养目标，不仅仅考核医学知识，而且考核患者照顾、学习能力、人际沟通能力、职业素养和临床实践等多种能力，从而保证培训质量，促进培训效果的同质化。

● 参考文献

[1]国家卫生计生委办公厅.国家卫生计生委办公厅关于印发住院医师规范化培训招收实施办法（试行）和住院医师规范化培训考核实施办法（试行）的通知（国卫办科教发〔2015〕49号）[EB/OL]. (2015-09-14)[2023-04-07]. http://www.nhfpc.gov.cn/qjjys/s3593/201510/e9edb9ed82224b28bc935188f9f1ff38.shtml.

[2]中国医师协会关于开展2022年住院医师规范化培训年度业务水平测试工作的通知[EB/OL]. (2022-10-21)[2023-02-09]https://www.ccgme-cmda.cn/news/15534/article.

（俞鸿雁　陈韶华）

 ## 48. 结业考核如何组织实施？

住院医师规范化培训结业考核由各省卫生健康委员会负责本辖区结业考核工作的组织管理，考核基地负责结业考核工作的具体落实。国家卫生健康委员会人才交流服务中心负责建立国家理论考核题库、制定理论考核大纲和临床实践能力考核指导标准，指导各地考核实施，提供考核技术支持服务。各省卫生健康委员会为本地结业考核工作实施主体，负责制订考核实施方案，组织实施专业理论考核[1]。

取得医师资格证书且培训过程考核合格者，可根据国家及各省市结业考核通知的时间节点，申请报名参加结业考核，并按要求提供有关材料,理论考核和临床技能考核分开举行,目前绝大多数省份(如浙江省)的结业考核无须缴纳考试报名费。各培训基地及各级卫生健康部门逐级做好审核工作。各省卫生健康委员会或其指定的行业组织、单位负责组织实施结业考核。理论考核和临床实践能力考核均合格者颁发国家统一制式的住院医师规范化培训合格证书。2022年起,国家卫生健康委员会实行住院医师规范化培训结业考核"一年一考"[2],根据要求,未通过临床实践能力考核、专业理论考核或其中任一项者,根据培训基地所在地各省卫生健康委员会有关规定可申请参加次年结业考核[3]。

结业考核分为临床实践能力考核和专业理论考核。临床实践能力考核采用模拟操作、临床操作等形式进行;专业理论考核由国家卫生行政部门统一组织,采用人机对话形式开展。

临床实践能力考核部分,根据中国医师协会颁布的《住院医师规范化培训内容和标准(2022版)》[2],临床实践能力考核一般按各省卫生健康委员会统一考核要求,各考点具体组织实施,部分几个学科全国统一组织考核。以浙江省为例,结业技能考核在国家要求的基础上,自行设计考核方案,制订并公布《浙江省住院医师规范化培训临床实践能力结业考核项目》和《浙江省住院医师规范化培训结业考核临床实践能力考核要求》[3]等文件,规范考试的各项要求:统一考核标准,统一考核形式,统一考核内容和命题,统一组织实施,统一考核合格线。浙江省毕业后医学教育委员会组织编写并于2018年4月正式出版了《住院医师规范化培训临床实践能力结业考核规程》,这标志着住院医师规范化培训临床实践能力结业考核的"浙江方案"正式出台。

 ● 参考文献

[1]科技教育司.2018年度住院医师规范化培训和助理全科医生培训招收与结业考核工作政策解读[EB/OL].(2015-10-09)[2023-04-07].http://www.nhc.gov.cn/qjjys/s3594/201805/55f944cbe0f74b839eb0f4bf 971efd73.shtml.

[2]中国医师协会.中国医师协会关于印发住培内容与标准、基地标准（2022年版）的通知[EB/OL].(2022-08-05)[2023-02-20].https://www.ccgme-cmda.cn/ news/15117/article.

[3]浙江省卫生健康委办公室.关于开展2023年住院医师规范化培训结业考核工作的通知[EB/OL].(2023-03-06)[2023-04-07].https://wsjkw.zj.gov.cn/art/2023/3/6/art_1229560650_2469257.html.

（俞鸿雁　陈韶华）

49. 担任结业考核的考官应具备什么条件？

《住院医师规范化培训考核实施办法（试行）》规定[1]，承担结业考核任务的考官应当具有高级卫生专业技术职称和住院医师规范化培训指导带教经历，经省级卫生行政部门组织的考官培训并认定。各省贯彻执行国家卫生行政部门培训考核工作有关的规定，制订本省区域的考核实施方案，组建和培训考官队伍，管理监督本辖区的考核工作。

浙江省的住院医师规范化培训结业考核在省卫生健康委

员会的统一领导和部署下,由浙江省医疗服务管理评价中心负责具体工作。以《浙江省卫生健康委办公室关于开展2023年住院医师规范化培训结业考核工作的通知》为例,担任结业考核任务的考官、主考官及总考官应满足如下条件[2]:

(一)考官

需具备以下条件:①为人正直,品行端正,有良好的医德医风;②遵守国家法律,遵守考试保密规定,严格执行考试纪律;③具有副主任医师及以上专业技术职务或三年以上主治医师并有指导住院医师培训的经历;④经省卫生健康委员会组织的考官培训合格,持有考官证。

(二)主考官

除具备考官的条件外,还应具备:副主任医师及以上专业技术职务,并有五年以上临床实践或带教工作经历。

(三)总考官

除具备考官的条件外,还应具备:①主任医师专业技术职务,具有丰富的临床实践及带教工作经验;②具备较强的组织协调能力,能解决本考核基地考核过程中发生的各类突发事件。

浙江省卫生健康委员会办公室每年公布考核通知的同时即公布考官的遴选要求和条件,全省遴选的考官必须提前参与培训并考核合格。培训内容包含当年浙江省住院医师规范化培训临床实践能力结业考核的总体方案及要求,解读住院医师规范化培训临床实践能力结业考核各专业的考站设置、考核内容和流程,解读各专业考站的执考标准和评分要求等,基本技能考站模拟执考视频教学,主考官职责及执考经验交流。

● 参考文献

［1］国家卫生计生委办公厅.国家卫生计生委办公厅关于印发住院医师规范化培训招收实施办法(试行)和住院医师规范化培训考核实施办法(试行)的通知(国卫科教发〔2015〕49号)［EB/OL］.(2015-09-14)[2023-12-21]. http://www. nhc. gov. cn/qjjys/s3593/201510/e9edb9ed82224b28bc935188f9f1ff38. shtml.

［2］浙江省卫生健康委办公室.浙江省卫生健康委办公室关于开展2023年住院医师规范化培训结业考核工作的通知(浙卫办科教发函〔2023〕3号)［EB/OL］.(2023-02-27)[2023-12-21]. https://wsjkw. zj. gov. cn/art/2023/3/6/art_1229560650_2469257. html.

（张　利　陈韶华）

50. 住院医师规范化培训考核过程中出现违纪违规情况应如何处理?

《住院医师规范化培训考核实施办法(试行)》规定[1],对培训考核中出现违纪违规行为的处理,可参照《医师资格考试违纪违规处理规定》[2]有关精神执行。《医师资格考试违纪违规处理规定》,适用于在结业考核中对考生,命、审题人员,考试工作人员,其他相关人员及考点违纪违规行为的认定和处理。对考试违纪违规行为的认定与处理,应当做到事实清楚、证据确凿、程序规范、适用规定准确。国家卫生行政部门,国家医学考试

中心,省级卫生行政部门,考区、考点的考试机构分层负责全国医师资格考试违纪违规行为的认定、处理和监督管理。具体如下:

1.对考生及相关人员违纪违规行为的认定与处理。培训基地对在培训考核过程中弄虚作假的培训对象予以批评、训诫,并责成其重新考核,情节严重的延长培训时间或取消培训资格。省级卫生行政部门对在结业考核中弄虚作假的培训对象,取消其考核资格和成绩,情节严重的取消次年参加考核资格。

2.提出了对命、审题人员和考试工作人员的要求,明确了命、审题人员和考试工作人员违纪违规行为的认定和处理。命、审题人员和考试工作人员如出现违纪违规情况,应停止其参加命、审题工作或考试工作,视情节轻重做出或建议其所在单位给予相应处分,并将其调离命、审题工作岗位或考试工作单位(岗位)。

3.对各类违纪违规行为的认定与处理程序。考试工作人员对考试过程中发现的违纪违规行为应当及时予以纠正,并采取必要措施收集、保全违纪违规证据,清楚记录并说明违纪违规事实、情节及现场处理情况。填写完成并经考试工作人员签字确认后,应当及时报考点主考官签字认定。考试工作人员应当如实将记录内容和拟处理意见告知被处理人。对事实清楚、证据确凿的违纪违规行为,卫生健康委员会应当及时做出处理决定,出具考试违纪违规行为处理决定书,并按要求及时送达被处理人或者其所在单位。

4.对考生,命、审题人员,考试工作人员和其他相关人员违反本规定构成犯罪的,依法追究刑事责任。

其他相关规定可参见《医师资格考试违纪违规处理规定》。

 参考文献 ···

[1]国家卫生计生委办公厅.国家卫生计生委办公厅关于印发住院医师规范化培训招收实施办法(试行)和住院医师规范化培训考核实施办法(试行)的通知(国卫科教发〔2015〕49号)[EB/OL].(2015-09-14)[2023-04-07].http://www.nhc.gov.cn/qjjys/s3593/201510/e9edb9ed82224b28 bc935188 f9f1ff38.shtml.

[2]中华人民共和国中央人民政府.医师资格考试违纪违规处理规定(中华人民共和国国家卫生和计划生育委员会令)[EB/OL].(2014-08-10)[2023-04-07].http://www.gov.cn/gongbao/content/2014/content_2765420.htm.

（俞鸿雁　陈韶华）

51. 培训结束住院医师离开培训基地有哪些注意事项?

培训结束指住院医师在规定时间完成培训计划且结业考核合格,经浙江省卫生健康委员会审核后颁发国家统一制式的住院医师规范化培训合格证书。住院医师培训结束离开培训基地之前,需与科室落实工作交接,并办理相关离院手续以浙大一院为例,离院手续具体如下:

按照培训基地要求办理院内网短号停用、退还借书证、白大褂、饭卡等,完成离院单的填写与盖章;携带离院单、胸牌至教学部审核;办理党员组织关系转接;办理执业医师注册变更手续等。

（杨志颖　陈韶华）

52. 如何做好住院医师规范化培训教学督导？

随着住院医师规范化培训工作的不断深入，培训基地在保障培训质量方面引入教学督导制，成为提高培训质量的重要途径。教学督导通过监控培训过程状态，在提高培训管理水平、提升教师教学能力、了解住院医师的学习动态、保障培训质量等方面发挥了重要的作用。

（一）构建教学督导体系

教学督导是保障住院医师规范化培训工作高质量运行的独立体系。目前比较普遍的三级教学督导体系，即培训基地—专业基地—轮转科室三级教学督导体系[1]。教学督导工作实施的主体是督导专家组，因此构建一支结构合理、经验丰富的督导专家组至关重要。专家组成员以专家身份对住院医师规范化培训的各项工作进行检查、监督、评价和指导，可包括热心住院医师规范化培训工作、责任心强、经验丰富、处事公正、年资较高的专家，有教学热情、工作能力强的青年教学骨干和教学管理人员等[1]。他们可以是院内外的教学管理专家、院内外高级师资及离退休资深老专家等。督导工作具有专业性和技术性特点，所以专家队伍的能力素质直接关系督导质量。

（二）明确督导职责

督导组更多的工作是参谋或接受咨询，职责包括督查住院医师规范化培训的培训目标及方案的落实、各类教学活动的计划与实施、监测和评估住院医师教学质量、教学检查评估、指导教学（包括理论授课、技能培训、病历批改、教学查房等）、听取住院医师意见和建议等，目的是不断促进住院医师规范化培训工作的提高与发展。

（三）督导的主要工作方式

1.定期听课，检查教学工作。根据专业基地或科室安排并上报的教学活动计划，每月随机抽取数个科室并对他们的入科教育、小讲课、教学病例讨论、教学查房等进行飞行督查，对技能教学、运行病历等进行随机抽查。

2.广泛听取临床教师和住院医师的意见，及时反馈信息。督导专家可通过对轮转住院医师、临床教师、患者等的访谈，多方了解住院医师规范化培训的现状，发现问题，并将收集的信息及时进行反馈，与培训基地相关人员一起讨论整改意见，提出建议，推动住院医师规范化培训工作不断完善。

3.讨论管理的整改意见，根据检查结果向培训基地进行反馈，提出改进意见。

以浙大一院的教学督导为例[2]，医院设立了由院级教学督导委员会牵头的三级教学督导体系。院级教学督导委员直接对医院负责，服从医院教育教学委员会的工作指导，每双月开展一次院级督导工作，督导内容涵盖临床教学全过程；专业基地开展内部教学督导，对自身和管辖范围内轮转科室的教学全过程进行监督和评估；医院设立教学质量管理中心和教学信息技术中心，开展日常教学巡查和教学管理平台数据监测。

在督导队伍上，浙大一院督导专家组纳入了教学及学科带头人、知名专家教授、离退休教学专家、青年师资、管理人员、住

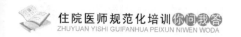
院医师以及学生代表,形成了一支全方位的教学督导队伍。

在督导的工作方式上,浙大一院督导采用线下督导为主,督导结果由医院逐一反馈给临床科室负责人及教学主任。临床科室接收整改报告后,由科室负责人或教学主任进行线下整改反馈,反馈结束由督导组判定是否整改到位,并由督导组专家和专业基地进行持续追踪。

总之,督导从住院医师临床教学的各方面入手,总结规范教学管理过程以促进教学质量的提高,培训基地应将督导结果及时反馈至专业基地或轮转科室,相关信息可在院内公示,这对于督促专业基地和轮转科室及时调整教学方式、帮助临床教师规范教学方法具有重要的意义。

● 参考文献

[1]廖耀云,郭予洁,苏柏友等.住院医师规范化培训三级督导机制的构建和运行[J].毕业后医学教育,2020,4(1):45-48.

[2]陈蓬来,陈韶华.高校临床医学院教学督导体系建设与实施[J].中国高等医学教育,2023(07):45-47.

（陈蓬来　陈韶华）

53. 如何开展培训基地对专业基地的评价与反馈?

医疗、教学与科研是高校附属医院的基本职能,作为住院医师规范化培训基地,应严格按照国家标准要求各个专业基地,不断完善教学体系架构,提高教学水平和管理质量。做好培训基地对专业基地的评价和反馈,有助于增强专业基地主体责任意识,促使专业基地强化师资管理和规范教学过程,实现医教协同、全面发展。最新的住院医师规范化培训基地评估指标也要求培训基地在年度内实现对所有专业基地的院级督导,并有反馈及整改措施,因此,运行良好的评价和反馈机制至关重要。

培训基地对专业基地的评价与反馈主要包括教学管理和培训质量两个方面:

(一)教学管理评价与反馈

1.教学管理评价的内容:包括专业基地教学架构设置及运行情况、专业基地教学管理制度落实情况、教学管理人员配备及履职情况、教学管理档案情况等。

2.教学管理评价的开展:培训基地应定期开展对专业基地教学管理的专项督导,至少每年一次。培训基地可以建立常态化评估机制,制订评估方案和计划,遴选高水平评估专家,成立教学督导委员会,由督导委员会专家组具体落实督查任务。

3.教学管理评价的形式:培训基地和教学督导专家可以采取多种评估相结合的方式进行评价,如教学汇报、实地督导、现场展示、面对面访谈、抽查台账等。教学督导专家可以根据教学管理评价表进行逐项打分,并现场将评价结果及整改建议反馈给专业基地,实现以评促建,以评促改。

4.教学管理反馈的形式:教学管理部门收到教学管理评价结果后,可以将共性问题及解决方案在医院层面予以公开,供其他专业基地参考。同时,教学管理部门要针对教学督导专家的评价意见,对相关专业基地展开常规检查,实现对已知问题的追踪和反馈。此外,教学管理部门可以通过教学管理信息化

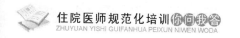

平台收集专业基地的教学相关数据，不断挖掘亮点、发现问题，以促进教学管理工作的标准化和规范化。

（二）培训质量评价与反馈

1.培训质量评价内容：包括住院医师规范化培训过程中的入科教育、教学活动、过程性评价、出科考核、年度考核等。具体评价表可参考中国医师协会发布的最新教学活动指南。培训基地层面可以形成培训质量的综合评价指标，如师资学员培训参与度、培训总时数、360度评估及课程评价结果等，并根据综合评价结果对专业基地予以一定奖惩。

2.培训质量评价开展：培训基地应定期对专业基地进行教学专项督导。每次专项督导需要明确评价主题，可以以每季度或每年度一个主题为宜，如入科教育、教学查房等。在开展专项督导前，培训基地可将督导主题和实施指南提前下发至各个专业基地，要求其组织集体学习和备课。

3.培训质量评价形式：培训基地可采取线上、线下听课和师生访谈等形式对培训质量进行评价。督导专家根据每次督导的主题，采用相应评价表，评价结束后可将结果及建议反馈相应专业基地，方便其及时整改。

4.培训质量反馈形式：教学管理部门可以以一定的频次如每季度公开在教学专项督导中发现的共性问题，并将建议方案下发至各个专业基地要求逐项整改。有教学管理信息化平台的培训基地可以将最新的教学活动学员评价表嵌入到系统中，每次教学活动结束后，要求学员予以客观评价。对于评价结果长期不理想的专业基地或主讲教师，培训基地可以予以约谈或要求其参与培训。

除此之外，培训基地应发挥考核"指挥棒"作用，密切关注专业基地各类型考核的情况。培训基地可以制订住院医师考核相关管理办法，对住院医师年度考核、年度业务水平测试、执业医师资格考试和结业考核等的通过率进行排名与评价，对于未达到要求的专业基地可予以相应惩罚，以达到提高专业基地教学质量的目标。

（杨志颖　陈蓬来　陈韶华）

54. 专业基地教学管理人员主要包括哪些类别？

根据国家《住院医师规范化培训基地标准（2022年版）》总则[1]要求，专业基地应配备符合各专业培训要求的教学管理人员和指导医师，各类人员的数量和比例应达到各专业基地细则要求。

教学管理人员包括专业基地负责人、教学主任和教学秘书等，专业基地负责人和教学主任除应具备指导医师基本条件外，还应具有相应的组织管理和教学研究能力；专业基地负责人和教学主任应各司其职，原则上不得兼任。

专业基地负责人是专业基地的第一责任人，负责协调本专业和相关专业的教学资源，加强对教学与培训人员的组织管理，整体把控培训质量，对本专业基地（含协同单位）的培训质量承担主要责任。

教学主任是专业基地的主要管理者和实施者。负责本专业住院医师的轮转计划制订和培训的全过程管理;定期检查评价住院医师的培训质量和指导医师的带教质量,不断提升本专业基地(含协同单位)指导医师的教学能力和水平,同时积极开展住院医师规范化培训的教学研究与改革。

教学秘书是专业基地管理的执行者,可分为专业基地教学秘书、轮转科室教学秘书。协助专业基地负责人、教学主任开展培训与教学工作,执行专业基地负责人、教学主任布置的各项培训工作任务,督促指导医师积极落实带教任务等。

● 参考文献 ·······

[1]中国医师协会.中国医师协会关于印发住培内容与标准、基地标准(2022年版)的通知医协函〔2022〕557号[EB/OL].(2022-09-26)[2023-05-30].https://wsjkw.qinghai.gov.cn/ywgl/kewc/tzgg/2022/09/26/1664164328688.html.

（沈卓珺　陈韶华）

55.住院医师规范化培训指导医师的准入条件是什么?

国家《住院医师规范化培训基地标准(2022年版)》总则[1]规定,指导医师由经培训基地遴选、具有主治医师及以上专业技术职务、取得住院医师指导资格的临床医师担任。部分专业需要技师完成指导任务的,指导技师须满足经培训基地遴选、具有中级技术职务3年以上、取得住院医师指导资格的条件。指导医师应热爱教学工作,具有丰富的临床经验、严谨的治学态度及规范的医疗行为,具有良好的职业素养、人际沟通和团队合作能力;熟悉住院医师规范化培训政策、制度和标准;具备扎实的专业理论基础和较强的教学能力;掌握住院医师规范化培训内容与标准要求。另外,专业基地指导医师的数量、职称、学历构成等均应达到各专业基地细则要求。

各专业基地细则中,急诊科、皮肤科、外科、骨科、妇产科、眼科、耳鼻咽喉科、临床病理科、检验医学科、超声医学科、核医学科、放射肿瘤科 12 个专业基地仍要求指导医师具有主治医师专业技术职务 3 年及以上。

不同的省份对师资亦有不同的规定。以浙江省为例,各个基地的住院医师规范化培训师资,首先要具备上述条件,然后经过院级或省级、国家级师资培训,并取得培训合格证书方可作为住院医师规范化培训师资。浙江省还将师资分成不同的级别:普通师资、高级师资和师资导师。普通师资是临床一线教师,需参加浙江省普及化师资培训并考核通过方可准入;高级师资是普通师资的升级版,需参加浙江省高级师资培训[2-3]并考核通过方可准入;而师资导师是高级师资培训的指导教师,是由高级师资培训承办单位(以浙江大学为例)在附属医院筛选出具有教学热情且教学经验丰富的优秀师资。他们须参加浙江大学医学院统一组织的严格培训并考核合格,理论授课导师还须通过严格的集体备课、试讲等,实践教学导师则须通过实地的教学演示与考核,最终成为合格的师资导师。

● 参考文献

[1]中国医师协会.中国医师协会关于印发住培内容与标准、基地标准(2022年版)的通知医协函〔2022〕557 号[EB/OL].(2022-09-26)[2023-05-30].https://

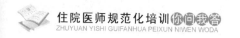
wsjkw. qinghai. gov. cn/ywgl/kewc/tzgg/2022/09/26/1664164328688. html.

[2]浙江省卫生和计划生育委员会.浙江省卫生计生委办公室关于开展浙江省住院医师规范化培训高级师资第一模块培训工作的通知(浙卫办科教发函〔2017〕4 号)[EB/OL]. (2017-06-09)[2023-05-30]. https://wsjkw. zj. gov. cn/art/2017/7/28/art_1229560650_2319912. html.

[3]浙江省卫生与计划生育委员会.浙江省卫生计生委办公室关于开展浙江省住院医师规范化培训高级师资第二模块培训工作的通知(浙卫办科教发函〔2018〕5 号)[EB/OL]. (2018-06-21)[2023-05-30]. https://wsjkw. zj. gov. cn/art/2018/7/17/art_1229560650_2320058. html.

(沈卓珺　　陈韶华)

56. 如何进行师资管理？

培训基地应科学制定住院医师规范化培训师资的管理规定。明确所辖各专业基地应配备符合各专业培训要求的教学管理人员和指导医师,各类人员的数量和比例应当满足培训要求并达到《住院医师规范化培训基地标准》中各专业基地的细则要求;制定并落实指导医师的遴选、培训、聘任、考评、激励和退出机制[1]。

(一)遴选

1.指导医师

培训基地应当选拔职业道德高尚、临床经验丰富、具有带教能力和经验的临床医师作为指导师资[2]。具体遴选要求应符合《住院医师规范化培训基地标准(2022 年版)》中的各专业基地指导医师基本条件和要求。

遴选程序一般为"个人申请—科室推荐—专业基地审批—师资培训考核—培训基地聘任"。

2.专业基地/轮转科室教学管理人员

培训基地有责任指导各专业基地/轮转科室搭建教学管理团队,应当定期更新各专业基地/轮转科室负责人、教学主任、教学秘书[2]等教学管理岗位任职人员名单。其中,专业基地负责人、教学主任除应具备指导医师基本条件外,还应具有相应的组织管理和教学研究能力,具体遴选要求应符合《住院医师规范化培训基地标准(2022年版)》中的各专业基地负责人的基本条件和要求。

教学管理岗位任职人员常规调整更新程序一般为"科室推荐—专业基地审批—师资培训考核—培训基地聘任"。

(二)培训

1.聘任前培训

指导医师遴选程序中,个人申请后,由所在科室审核信息,推荐给专业基地,由专业基地进行第一步的审核筛选;专业基地上报确认名单后,由培训基地负责开展院级拟新任岗前培训,考核合格者方可聘任。

在专业基地/轮转科室教学管理人员遴选程序中,科室根据教学工作实际开展的情况提交推荐任职人员信息给专业基地,专业基地审核确认名单后上报,最后由培训基地负责开展院级拟新任教学管理人员岗前培训,考核合格者方可聘任。

2.任期内培训

培训基地应当制定和落实师资培训制度,每年制订规范的

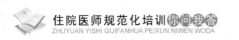

培训计划,指导医师参加院级培训率达 100%;近 5 年内,每个专业基地负责人、教学主任、教学秘书,每个轮转科室至少 1 名以上骨干指导医师经过省级及以上的师资培训[3]。

（三）聘任

参加院级拟新任指导医师岗前培训且考核合格者方可由培训基地聘任为指导医师。

参加院级拟新任教学管理人员岗前培训且考核合格者方可由培训基地聘任为相应教学管理人员。其中,专业基地负责人和教学主任应各司其职,原则上不得兼任;教学秘书聘期建议不少于一年[2]。

（四）考评

培训基地应牵头建立住院医师对指导医师、专业基地对指导医师的考核评价机制,以评价指导医师履职情况。要求考评指标设置科学,能反映指导医师的带教意识、能力、工作作风和效果,结果真实客观,并有反馈和整改措施,且将结果纳入指导医师总体评价[3]。

关于住院医师规范化培训教学管理人员考评,国家尚未出台相关文件及规章制度。以浙大一院的实践为例,一是由培训基地建立对专业基地/轮转科室的教学活动每日抽查、半年度工作评价机制,评价各专业基地/轮转科室住院医师规范化培训基地内涵建设情况,反映专业基地/轮转科室负责人、教学主任、教学秘书的教学管理意识、能力、工作作风和效果;二是由教学秘书所属专业基地/轮转科室组织其过程考核,任期满由培训基地组织统一考核，进行教学秘书任期述职，并结合专业基地/轮转科室半年度工作评价结果、专业基地/轮转科室负责人及教学主任对教学秘书评价结果、住院医师对专业基地/轮转科室评价结果，来确定任期考核评价结果。

（五）激励

培训基地应建立教学实践活动绩效管理制度，培训基地将教学实践活动与各专业基地或轮转科室绩效考核挂钩，考核结果与技术职务晋升挂钩。各专业基地或轮转科室二次分配中将专业基地负责人、教学主任、教学秘书的教学管理活动和指导医师的带教活动纳入个人绩效考核范围[3]。

（六）退出

培训基地每年更新师资队伍，指导医师聘任有效期仅为一年，一年后重新进行遴选和再认证。在聘期中，指导医师态度不端正、带教不认真而造成不良后果及影响的，医院应给予批评教育、行政处分直至取消带教资格等处罚。

● 参考文献

[1]国家卫生计生委.国家卫生计生委关于印发住院医师规范化培训管理办法（试行）的通知（国卫科教发〔2014〕49 号）[EB/OL].（2014-08-22）[2023-03-02].http://www.nhc.gov.cn/qjjys/s3593/201408/6281beb3830c42c4a0d2319a2668050e.shtml.

[2]中国医师协会.中国医师协会关于印发住培内容与标准、基地标准（2022 年版）的通知[EB/OL].（2022-08-05）[2023-02-20].https://www.ccgme-cmda.cn/news/15117/article.

[3]中国医师协会.2021 年住院医师规范化培训评估指标—培训基地

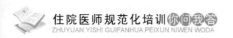
[EB/OL].(2021-05-24)[2023-03-02].https://wm.ccgme-cmda.cn/peixun-jidi/index1.jsp.

（冯雪颖　陈韶华）

 57. 师资培训的目标是什么？

师资培训的总体目标是通过提升师资教学及管理能力，提高住院医师规范化培训质量。国家尚未出台住院医师规范化培训师资培训的相关文件及规章制度。

（一）国家级师资培训目标

国家级师资培训种类繁多，有综合性论坛或峰会（如住院医师规范化培训高峰论坛即现毕业后医学教育论坛、粤港澳毕业后医学教育峰会）、专项巡讲（如《住院医师规范化培训教学活动指南》解读全国巡讲）、指定方向骨干师资培训（如儿科专业基地骨干师资培训班、宣传骨干培训班）、指定类型师资培训（如管理人员轮训班、专业基地教学主任轮训班、教学秘书培训班）等。以"住院医师规范化培训高峰论坛"为例，论坛目标为"为住培管理人员、培训基地管理人员和专业基地教学负责人提供国内外毕业后医学教育成功经验，了解新理念、新经验、新方法，开拓工作思路、探索解决现实问题量身打造的重要平台，推进我国住院医师规范化培训制度全面落地，提高培训质量，加强基地建设和医师队伍能力建设"。中国医师协会每年举办住院医师规范化培训高峰论坛，历年主题如下：

2015年"聚焦质量、规范培训"；

2016 年"聚焦瓶颈、突破难点、提升质量"；

2017 年"落实制度、强化管理、提升质量"；

2018 年"聚焦质量、精细管理、提升胜任力"；

2019 年"聚焦质量、提升内涵、促进同质"；

2020 年"确保质量、强化实践、创新管理"；

2021 年"立德树人、聚焦质量、创新发展"；

2022 年"医心向党、规范先行、提质增效"；

2023 年"强教有我、思政引领、协同创新、规范同质"。

（二）省级师资培训目标

不同的省份在住院医师规范化培训的不同发展阶段对师资培训有不同的文件规定，具体如下（以浙江省为例）：

在十二五期间，即我国住院医师规范化培训制度建设起步阶段，浙江省卫生厅于 2012 年 5 月印发了《浙江省住院医师规范化培训师资培训方案（试行）》[1]，提出师资培训的目标"以提升住院医师规范化培训质量为目的，以满足住院医师规范化培训需求为导向，遵循师资成长规律，通过临床指导医师课程的系统培训，丰富指导医师的临床教学经验，提高指导医师的临床教学技能，构建一支规范化的高素质住院医师指导医师队伍"。

在"十三五"期间，即住院医师规范化培训从制度建设全面推开迈向质量建设内涵发展之际，为进一步提升浙江省住院医师规范化培训师资队伍质量，提高师资教学能力和水平，加快推进住院医师规范化培训同质化管理进程，浙江省在原有普及版师资培训的基础上，有序开展递进式、模块化高级师资培训。浙江省卫生计生委办公室于 2017 年 6 月印发了《浙江省住院医师规范化培训高级师资模块化培训方案》[2]，对师资培训的目标提出了更高的要求："以解决住院医师规范化培训基地日常管理问题和临床实际带教需求为导向，通过分层递进、模块化、系统化的培训，构建一支规范化、同质化的高级师资队伍，实现住院医师规范化培训师资质量的持续改进与提升，逐步完善住院医师规范化培训师资认证制度"。

（三）院级师资培训目标

面向不同对象的师资培训目标不同，以浙大一院为例。拟新任指导医师岗前培训以"规范临床带教工作，提高培训质量"为目标；面向专业基地/轮转科室负责人、教学主任、教学秘书等教学管理人员的师资培训以"提升教学能力、教学管理能力，探索建设专业特色住院医师规范化培训体系"为目标；每月常规的教育教学大讲堂以"普及新理念、新经验、新方法，开拓工作思路"为目标。

● 参考文献

[1]浙江省卫生厅.关于印发浙江省住院医师规范化培训师资培训方案（试行）的通知（浙卫办科教〔2012〕3号）[EB/OL].（2012-05-30）[2018-05-31].http://www.zjwjw.gov.cn/art/2012/6/7/art_1208221_4433352.html.

[2]浙江省卫生计生委办公室.浙江省卫生计生委办公室关于开展浙江省住院医师规范化培训高级师资第一模块培训工作的通知（浙卫办科教发函〔2017〕4号）[EB/OL].（2017-06-09）[2023-03-22].https://wsjkw.zj.gov.cn/art/2017/7/28/art_1229560650_2319912.html.

（冯雪颖　陈韶华）

58. 师资培训应包含哪些内容?

根据上面提到的师资培训的目标,师资培训应包含职业素养的培养、教学领导力的培养、临床教学能力的培养、教学管理能力的培养等方面的内容,具体如下:

(一)职业素养的培养

对于新教学成员引导和强化其作为教师角色的概念,使其适应机构(大学或医院)的整体价值观。作为一名临床教师,首先要有丰富的临床知识和能力。临床教师的职业特点决定了其人文素养是以一定的人文社会科学知识尤其是医学人文知识、相关教育理论和方法为基础的,经教育、人文环境熏陶,个体的教育实践与内化而形成的稳定的知识、能力、人格、气质和修养等内在品质,是适应医学教育教学活动必备的要素。可开设的课程包括医学职业精神的培养、医疗安全与医患沟通等。

(二)教学领导力的培养

培养利于教育和学术项目发展的领导力。教师的教学领导力不仅仅只表现在医学知识的传播上,教师还同时承担着许多角色,如学校、医院文化氛围的创造和传播者,教学目标的建立与执行者,临床学习活动的指导者,课程开发的设计者,培训对象集体的领导者,教学纪律的管理者,行为规范的示范者,人际关系的协调者等。教师教学领导力在学校、医院建设发展过程中,起着至关重要的作用。可开设的课程包括教师教学领导力的结构及提升、如何提升对课程教学的领导力等。

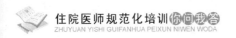

（三）临床教学能力的培养

通过参与各类培训课程和日常学习反思所掌握的技能,其程度可根据对象参与教学程度的不同而有所不同。医学教育都是有计划的教学活动,每一个医学教育阶段都要求有完整的课程计划,包括教学目标、教学方法、评价计划等。临床教学方法有很多种,如授课/讲座(如小讲课)、小组讨论(如以问题为基础的讨论)、查房(如教学查房、医疗查房)、病例讨论、角色扮演(如标准化病人)、模拟教学、写作(如学习心得、论文撰写)、住院医师自己设计教学活动、促进自学(如阅读教科书、文献、病历)等。而教学方法的选择首先要考虑如何与培训目标和评价方法保持一致。评价是教学过程的重要步骤,需要有计划且精心周到地策划,严格的评价往往很复杂。评价通常从项目本身和住院医师两个层次设计。另外,评价还可以分为形成性评价和终结性评价,形成性评价又称过程评价。评价方法有很多种,常用的方法有评价表格、访谈、理论笔试、书面评价、口试、直接观察、培训日志、绩效检查、技能操作、客观结构化临床考试(objective structured clinical examination,OSCE)等。可开设的课程包括教学查房、临床小讲课等的规范与技巧等。

（四）教学管理能力的培养

作为一名临床教师,尤其是临床教学管理人员,要熟悉国家和所在省份的住院医师规范化培训各项政策制度,了解国内国外同行实践经验。在住院医师轮转过程中,如何在临床工作中充分发挥本专业特色开展教学,并且促进和管理住院医师的学习,是师资需要掌握的核心能力。可开设的课程包括住院医师规范化培训制度下的组织和管理、住院医师规范化培训体系建设等。

（五）其他

临床教学是临床工作中的教学,师资在繁忙的临床工作中、在面对复杂多变的情况和压力的同时,要持续保持教学热情并非易事。设定目标、做好时间和情绪管理对保持教学热情至关重要。另外,阅读医学教育史,掌握自我评价技巧,保持与热衷于教学的同行沟通,尽可能多地关心且了解培训对象等,均可激发临床教学的热情。

（冯雪颖　陈韶华）

59. 师资的评价机制如何?

在住院医师规范化培训基地中,临床师资是重要的教学力量和实践指导者,是核心竞争力之一。住院医师规范化培训的师资,同时也是医院的临床医师,由于未系统学习师范类专业课程,其教学理论与实际能力存在不足,而且临床工作和科研任务繁重,应用到教学中的时间和精力有限。因此,需要构建一套可实施、可操作的多维度、多元化的师资评价机制,包括评价指标的确定、评价方法的选择、评价标准的制定、评价结果的反馈等方面的内容,其目的在于对住院医师规范化培训师资进行全面、系统的评价,发现和解决教学中存在的问题,提高培训的质量和效果,同时提高师资教学效率,调动师资工作积极性,促进师资职业发展和师资能力提升。正如教育部《关于全面提

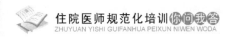
高高等教育质量的若干意见》中所强调的一样,要提高教师业务水平和教学能力,探索科学评价教学能力的方法[1]。

（一）师资的评价体系主要包括以下方面

1.评价指标:必须全方位、多元化,既要有对师资的师德师风、职业素养、教学水平、专业技术水平的评价,也要有对师资的带教工作量和带教效果的评价。

2.评价方法:应该多样化、多维度,采用问卷调查、面谈、观察等多种方式,在培训基地职能管理部门、督导专家、同行和住院医师多层面,结合形成性评价与终结性评价进行综合评估。

3.评价标准:可依照"行为锚定等级评价"（behavioral anchored rating scale，BARS)的形式进行等级区分,结合定性和定量评价,按照不同岗位和不同级别师资组成教学能力列表,形成教师教学能力评价框架[2]。这种评价标准充分考虑了教师之间的差异性和个体的成长性,动态的评价标准有利于师资在教学过程中获得准确评价并明确发展方向,克服以往师资评价单一绝对的弊端。

4.评价结果的反馈:培训基地应及时对评价结果进行分析、反馈,并应用于指导医师的激励与惩罚机制。只有建立及时有效的评价反馈系统才能确保师资评价体系的正常运行,并促进培训质量的螺旋式上升。

（二）360度评价机制

在住院医师规范化培训的管理过程中,360度评价机制已全面应用于住院医师评价,现已逐渐推广至师资评价中。360

度评价机制要求从信息源和考核内容两方面都进行全方位的评价。信息源的全方位是指与师资带教活动相关的所有人群均参与评价,包括上层管理部门、科室负责人、教学主任、督导专家、同行、住院医师和指导医师本人等,以确保科学全面地反映带教情况。考核内容的全面性不仅要对可量化的师资业绩进行客观评价,如带教住院医师数、结业考试通过率等,而且需要对无法量化的诸如医德师德、教学意识和能力等加以考查,以期全方位的评价师资。

360 度评价机制可以实现对师资的管理和发展双重作用[3]。一方面,依据师资评价结果建立能上能下的动态调整机制,达到管理师资的目的。教学能力是指导医师的核心胜任力,教学意识和态度则直接影响带教质量,因此对于教学能力不足、带教质量差、住院医师评价差的指导医师应取消下一年度带教资格,要求其通过上岗再培训,在充分掌握带教能力后方可上岗,而对于无心教学、仅为完成自身晋升前"教学业绩"需求、的确不适合开展教学的临床医师应予以鉴别。另一方面,各层面的综合评价有助于让师资认识到自身在带教过程中不同方面教学能力的优点和缺点,了解住院医师对指导医师的要求和期望,有助于教学管理部门对不同级别师资进行监督,使师资评价成为获得反馈、改善教学质量的一种方式,从而达到提升师资教学质量的目的,实现教学相长。

此外,美国毕业后医学教育认证委员会(Accreditation Council for Graduate Medical Education,ACGME)在 2022 年 8 月还推出了更细化、分阶段的师资教学能力评价体系,即里程碑评价体系[4]。该体系包含共 20 个评价指标,每个指标都从 5 个水平对特定教学技能或方法进行独立评估。每位师资个人可以选择专注于一个或多个评价指标,但不需要同时对所有评价指标进行评估。里程碑评价体系便于对不同级别师资的教学能力开展持续的评价,并全面记录临床医师带教能力的成长轨迹,有助于医学教育领域教学质量的逐步优化及提升。

美国著名教学评价学者斯塔菲尔比姆说过"评价最重要的意图不是为了证明,而是为了改进",要想充分发挥师资评估机制的价值,必须通过 360 度评价全方位评估并建立动态调整机制,在设立师资长期发展目标的前提下,不断完善和设定新的教学目标,从而全面提升整个培训基地的教学质量。

● 参考文献

[1]中华人民共和国教育部.教育部关于全面提高高等教育质量的若干意见(教高〔2012〕4 号)[EB/OL].(2012-03-16)[2023-4-6].http://www.moe.gov.cn/srcsite/A08/s7056/201203/t20120316_146673.html.

[2]尹晓琴.美国教师教学评价对我国医学院校的启示[J].教育评论,2015(8):73-76.

[3]姚瑶,乡汝浩,陈璐,等.管理系统支撑下的高效住培 360 度师资评价实践[J].中国继续医学教育,2020,12(24):64-67.

[4]ACGME. The Clinician Educator Milestone Project[EB/OL].(2022-8-1)[2023-4-6].https://www.acgme.org/what-we-do/accreditation/milestones/resources/clinician-educator-milestones/.

（朱丽霞　陈韶华）

60. 师资的激励机制如何？

培训基地工作的分工与目标考核带来了师资激励的问题。师资激励机制是指通过特定的方法与教学管理体系,调动师资的带教积极性和创造性,它是将师资对教学工作的作用和产出最大化的过程,它是培训基地将培养满足人民群众健康需求的合格医药卫生人才的理想转化为具体事实的连接手段。

激励理论是关于如何满足人的各种需要,调动人的积极性的原则和方法的概括总结。在制定师资的激励机制过程中需要结合激励理论,不单单关注外部的奖励或惩罚,更需要关注临床师资的内在需求和自我激励,在不同场景下应用不同的激励理论,最大程度地激发、驱动和强化师资的带教行为。根据激励理论的分类,师资的激励也可以分为以下三种类型:内容型激励、过程型激励和行为改造型激励[1]。

内容型激励中主要可以借鉴马斯洛的需求层次理论和赫茨伯格的双因素理论。简单来说,激励机制是否有效取决于激励因素是否能满足师资的内在需求。参照教师成长规律,临床师资也可以分为三个阶段:初级指导医师、骨干指导医师、高级指导医师,不同类别和层次的师资在不同阶段的激励因素有所不同,采用的激励机制也需要有所区别[2]。如对于主治医师刚满三年的初级指导医师,教学绩效考核与职称晋升挂钩能有效地激发其带教热情;同时该阶段的师资对外界的认同和鼓励类情感表达需要很强,可以通过能力鉴定、专家点评、同阶榜样设立等活动,促进初级指导医师的归属感和被认同感,激发其带教的自信心和主动性。对于已经具有丰富经验和专业知识的骨干指导医师,在教学中起到重要的指导和引领作用,除了通过教学绩效考核与职称晋升挂钩进行激发他们的教学积极性和创造性外,创造更多的专业发展机会和学术交流平台、提供科研项目支持、指导和培养新人都是有效的激励措施,可以帮助他们实现自我价值和提高教学质量,并有助于培养新一代医师新人,进一步推动临床师资队伍的发展。而对于高级指导医师,需要满足其自我价值实现的更高层次需求,如拓宽学术领域、掌握前沿理论和方法、寻求可造医学人才等则可能转变为他们从事教学的潜在需求。

过程型激励中主要的代表理论是亚当斯的公平理论,强调了师资在带教过程中的体验和感受。也就是说,对于同样从事带教工作的师资,他们的满意度不只取决于从事教学获得的绝对报酬,还与他们与同类师资获得的报酬比较后的相对报酬有关。比如,对于同一项技能培训课程,两名合格的培训师资承担同样的教学工作量,最终教学报酬按照职称划分,就产生了不公平,对于师资而言,他们投入的教学时间和精力是同样多的,如果得到的教学报酬不同,则反而起不到激励的作用。

行为改造型激励中需要重点提的是斯金纳的强化理论。根据该理论,师资教学行为的结果对教学动机有强化作用,如果教学行为带来好的结果,可以对教学动机起到正强化的作用,即促使师资更乐于或更积极地投身于教学工作或教学研究;反之,则会起到负强化的作用,最终使师资带教的意愿降低。例如,对于住院医师反馈较差的师资,如果采取通报批评、扣除带教津贴、暂缓带教资格等措施进行惩罚，则可能削弱其带教的积极性；相反，如果通过沟通正面了解师资存在的具体问题，鼓励其与住院医师沟通，同时增加相应的师资能力培训机会，则可以起到较好的正强化作用。

去年我国新颁布的《住院医师规范化培训标准（2022版）》也强调了"要建立健全教学激励机制，建立指导医师教学绩效考核机制，与其评优评先及职称晋升挂钩；可建立培训教学与医疗科研等效的评价机制"。但是激励并非单纯用物质奖励或晋升引导就能妥善并永久解决的。因此，了解指导医师的各阶段需要，建立起科学有效的师资激励机制，引导其产生与基地发展愿景同向的动机，并针对性地设定合理激励目标，促进培训质量的不断提升，才能为我国的医药卫生人才的培养，源源不断地输送新的生命力。

● 参考文献

[1]邓梓君.双因素理论视域下高职院校"双师型"教师队伍激励机制优化策略研究[J].教育科学论坛,2021(24):29-34.

[2]何芸芳,杨竟,谢波,等.马斯诺需要层次理论及教师成长规律对住培带教师资激励机制建设的思考[J].中国毕业后医学教育,2021,5(3):213-216.

（朱丽霞　陈韶华）